国保の

データヘルス計画
策定・推進ガイド

第3期版

福田 吉治　帝京大学大学院 公衆衛生学研究科 研究科長・教授

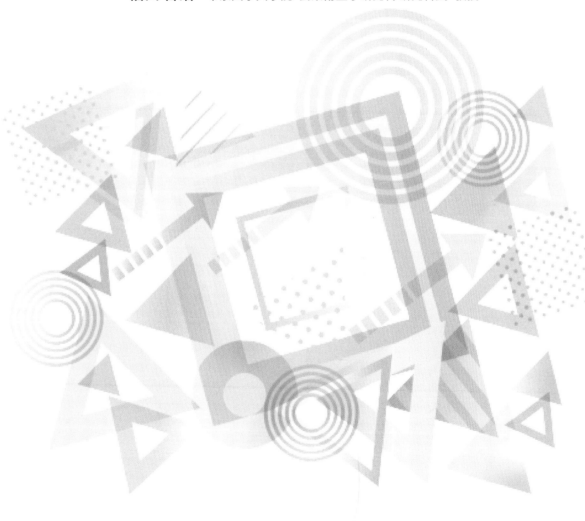

国保のデータヘルス計画　策定・推進ガイド（第3期版）
目　次

本書のねらいと使い方

1. 本書のねらい

　令和5年度は、第3期データヘルス計画策定の年です。市区町村国保、後期高齢者広域連合、あるいは被用者保険等の医療保険者は、第2期データヘルス計画の最終評価を行い、令和6年度から令和11年度を期間とする第3期データヘルス計画の策定を進めなければなりません。また、データヘルス計画には、特定健康診査・特定保健指導（以下、特定健診・特定保健指導）が含まれる予定で、第3期特定健診等実施計画で進められている特定健診・特定保健指導の評価と計画の策定も行う必要があります。

　これらの最終評価と計画策定は、多くの担当者にとって大変な作業です。昨年度からしっかり準備してきたところもあれば、今年度から担当者が変わったところまで、状況はさまざまでしょうが、最終評価、データ分析、課題抽出、事業案の検討など、多くの作業があるのは変わりありません。

　データヘルス計画を進めるためには、保健事業に関連した知識や技術も必要です。データヘルス計画を取り巻く政策から、保健事業に関する専門的な知識が求められます。計画の評価と策定という作業に加えて、専門的な知識の習得も行わなければなりません。

　また、データヘルス計画は今年度計画を策定すればそれで終わりではありません。計画に含まれる事業は毎年度実施し、評価し、見直しを行う必要があります。

　このように、データヘルス計画で求められることは（特に今年度）、①第2期計画の最終評価と第3期計画の策定、②データヘルス計画に関連する基本的な理論の習得、③毎年度の推進（実施、評価、見直し）です。そこで本書は、これらを満たすことを目的にしています。

2. 本書の使い方

　本書は、「第1章 データヘルス計画について」に続いて、「第2章 データヘルス計画の記載方法」、「第3章 計画策定と評価の基本」、「第4章 個別保健事業」から構成されています。

　データヘルス担当者にとって、まず行うべきは計画の策定です。理論や理屈はともかく、計画を策定するのが急務の課題です。「第2章 データヘルス計画の記載方法」はそのためのものです。厚生労働省の『国民健康保険保健事業（データヘルス計画）策定の手引き』等を参考にして、まずは、形式的にでも計画が策定できるように、目次やそれぞれの記載すべき内容と記載する時のポイントを述べました。

　続く「第3章 計画策定と評価の基本」では、計画の策定と評価に関する考え方や理論を解説しています。データヘルス計画を効果的に進めるため、あるいは、効果が期待できる計画や事業を策定するために是非理解しておいてほしい内容が含まれています。「第2章 データヘルス計画の記載方法」を読んだのちに読むと、第2章の内容の理解が深まり、より円滑に計画策定が進むでしょう。

　また、本書の巻末にはワークシートをつけています。第3章の中では、ワークシートの使い方も説明しています。ワークシートを埋めることで、考え方や理論の理解が進むとともに、計画の中身が整理できる仕掛けになっています。

　「第4章 個別保健事業」には、データヘルス計画に記載すべき基本的な事業（本書では「基本10事業」と呼んでいます）について、事業の概要、計画策定と推進のポイントを記載しています。第3期データヘルス計画策定のあと、毎年度行わないといけない個別保健事業の実施、評価、見直しにも活用してもらうことをねらいとしています。

　なお、第1章は、データヘルス計画や特定健診・特定保健指導の基本的なことですから、読み飛ばして、第2章に進んでいただいても構いません。

第1章

データヘルス計画について

1. データヘルス計画とは

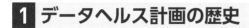

- データヘルス計画（平成27年度開始）と特定健康診査・特定保健指導（平成20年度開始）は、被保険者の健康保持・増進や生活の質（QOL）の向上とともに、医療費適正化を主な目的としたものです。
- 令和6年度から、データヘルス計画は第3期、特定健康診査等実施計画は第4期が開始されます。
- いくつかの課題がありますが、これからの医療保険者の役割として、データヘルス計画（特定健康診査・特定保健指導含む）は重要で、今後も積極的に推進していくことが求められます。

1 データヘルス計画の歴史

　平成25年に閣議決定された「日本再興戦略」において、「全ての健康保険組合に対し、レセプト等のデータの分析、それに基づく加入者の健康保持増進のための事業計画として「データヘルス計画」の作成・公表、事業実施、評価等の取組を求めるとともに、市町村国保が同様の取組を行うことを推進する。」とされました。

　さらに、平成26年3月には、国民健康保険法に基づく保健事業の実施等に関する指針（厚生労働省告示）の一部を改正する等により、健康・医療情報を活用してPDCAサイクルに沿った効果的かつ効率的な保健事業の実施を図るための保健事業の実施計画（データヘルス計画）を策定した上で、保健事業の実施・評価・改善等を行うものとされました。このように、現在では、全ての保険者にデータヘルス計画の策定が求められ、効果的・効率的な保健事業の実施に向けて、標準化の取組の推進や評価指標の設定の推進が進められています。

　平成26年度を準備期として、平成27年度から平成29年度までが第1期、平成30年度から令和5年度までが第2期となります。そして、令和6年度からが第3期で、令和11年度までの6年間を計画の期間とするのが一般的です。

2 データヘルス計画の目的

　「国民健康保険保健事業の実施計画（データヘルス計画）策定の手引き」（以下、「手引き」）の中では、「保険者（市町村国保及び国民健康保険組合）においては、幅広い年代の被保険者が存在するため、これらの年代の身体的な状況等に応じた健康課題を的確に捉え、課題に応じた保健事業を実施することにより、健康の保持増進、生活の質（QOL）の維持及び向上が図られ、結果として、医療費の適正化に資すると考えられる。」と記載があるように、データヘルス計画の目的は、健康の保持増進、QOLの維持および向上、そして、医療費の適正化です。

　データヘルス計画の保健事業により、被保険者は自ら健康な生活習慣を確立し、生活習慣病などの疾病の予防ならびに疾病管理を行うことができるでしょう。

　そして、医療費の適正化です。健康づくりや予防が医療費を減少させるかどうかは議論があるところですが、人工透析が必要となる慢性腎臓病をはじめとする生活習慣病の予防は医療費の一

定の抑制効果はあるでしょう。また、後発（ジェネリック）医薬品や適正受診・服薬の促進は、直接的に医療費を抑える効果が期待できます。

　ここで重要なのは、医療費の適正化は、自分の保険者だけでなく、将来の医療保険、すなわち、後期高齢者医療の医療費、さらには、介護保険を含めた社会保障費全体の適正化も視野に入っているということです。若年から74歳までに健康維持・増進、生活習慣病の予防を行うことで、その後の医療費の伸びが抑制できることが期待されているのです。

　これら以外にもデータヘルス計画の目的があります。その一つがデータの活用です。「手引き」の中でも、「被保険者の健康の保持増進に資することを目的として、保険者が効果的・効率的な保健事業の実施を図るため、特定健康診査・特定保健指導の結果、レセプトデータ等の健康・医療情報を活用して、PDCAサイクルに沿って運用するものである。」とあります。診療報酬明細書（レセプト）や特定健診のデータが電子化され、さまざまな形でデータが活用できるようになりました。それなりにお金もかけて、電子化するシステムができたわけですから、それを大いに活用してほしいというのがねらいです。政策立案、学術研究、ビジネスなどで、いわゆるビッグデータやリアルワールドデータと呼ばれる大規模なデータが利用されています。しばしば、データを活用した健康戦略は"データヘルス"と呼ばれます。

　もう一つは、ヘルス産業の振興です。データヘルス計画が「日本再興戦略」の中で提案されたことがそれを物語っています。日本再興のためには、データヘルスを進めることで、医療費等の社会保障費の伸びの抑制とともに、ヘルス産業を盛んにするというねらいがあったと言えます。厚生労働省も、2021年度まで「データヘルス・予防サービス見本市」を開催していました。おそらく、皆さんのもとには、データ分析、計画策定、事業支援などについて、委託事業者の営業が訪れることでしょう。ヘルス産業が盛んになるのはよいことですが、データヘルス計画の事業は、補助金（つまり税金）や保険料による公的な事業であることを忘れてはいけません。

3 特定健診・特定保健指導について

　第3期データヘルス計画では、これまで別の計画（特定健康診査等実施計画）で進められてきた特定健診・特定保健指導が一体的に進められることとなります。

　特定健診・特定保健指導は、平成20年度から、「高齢者の医療の確保に関する法律」に基づく保険者の法定義務として開始されました。40歳から74歳を対象に、メタボリックシンドロームの減少を目的として、健康診査を行い、その結果に基づき、保健指導対象者（動機付け支援および積極的支援）に対し専門職による保健指導を行うものです。平成20年度からが第1期、平成25年度からが第2期、平成30年度からが第3期として、都度改訂が行われながら、進められています。

　国は、保険者種別に目標値を示し、保険者は特定健診等実施計画を策定し、事業を進めています。国全体・市町村国保・国保組合の目標値（第3期）は、特定健診実施率70%・60%（国保組合は70%）以上、特定保健指導45%・60%（国保組合は30%）以上、メタボリックシンドローム減少率（平成20年度対）25%減となっています。

　保険者には、特定健診受診率、特定保健指導実施率、およびメタボリックシンドロームの割合の減少率によって、保険者が拠出する後期高齢者支援金の加算・減算が行われる仕組みでした。すなわち、特定健診や特定保健指導を積極的に行い、成果を上げた保険者には、後期高齢者支援

金が減額されるというものです。この点はさらに詳しく後述します。

④ データヘルス計画と特定健診・特定保健指導の課題

　このように進められてきている特定健診・特定保健指導とデータヘルス計画は、さまざまな課題に直面しています。

　まず、特定健診・特定保健指導において国が示した目標値と実績は大きく乖離しています。健診受診率も保健指導実施率も上昇はしていますが、目標には遠く及びません。また、メタボリックシンドロームの減少や医療費の適正化への効果も明確なエビデンスはありません。このように、特定健診・特定保健指導を実施して見えてきた現実が、データヘルス計画でさまざまな事業が追加され、結果的に、特定健診・特定保健指導をデータヘルス計画の中の一つの事業に組み込んだ背景にあるのかもしれません。

　特定健診・特定保健指導を後追いする形で開始されたデータヘルス計画も多くの課題があります。目玉の事業である糖尿病性腎症重症化予防も実施している保険者は増加しているものの、慢性腎臓病などの予防効果も検証途上です。国保では、補助金などを活用して事業が進められていますが、医療費適正化への効果も同様です。データヘルス計画に含まれる個別保健事業を個々に見るとさまざまな課題があることがわかります（第4章で詳しく述べます）。

　こうした課題の中で、国も各保険者も特定健診・特定保健指導を含むデータヘルス計画を進めていかねばなりません。特定健診・特定保健指導ではアウトカム評価の導入など、データヘルス計画では標準化など、いくつかの改訂が行われ、第3期データヘルス計画がスタートします。

2. データヘルス計画の推進体制

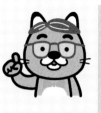

● データヘルス計画は、国、都道府県、国民健康保険中央会、国民健康保険団体連合会等の支援のもとで進められています。
● データヘルス計画を推進するため、保険者努力支援制度、ヘルスアップ事業などの仕組みがあり、データ分析等においてはKDBシステムが活用されます。

1 体　制

　データヘルス計画を推進するために、国等は組織的に支援を行っています。

　厚生労働省は、「データヘルス計画（国保・後期）の在り方に関する検討会」、「保険者による健診・保健指導等に関する検討会」、「第4期特定健診・特定保健指導の見直しに関する検討会」などを設置し、議論を重ねています。「データヘルス計画（国保・後期）の在り方に関する検討会」は、第3期の「国民健康保険保健事業の実施計画（データヘルス計画）の策定の手引き」（以下、「手引き」）を令和5年5月18日に公表しました。本書はこの「手引き」を参考にしています。

　市区町村国保は、「手引き」等を参考にして、都道府県や都道府県国民健康保険団体連合会（国保連）からの支援を受け、データヘルス計画を進めています。国民健康保険中央会（国保中央会）は、保険者等のデータヘルスを推進するための取組として「国保・後期高齢者ヘルスサポート事業運営委員会」を設置するとともに、国保連には「保健事業支援・評価委員会」を設置し、データヘルス計画の策定、実施、評価等の支援を行う「国保・後期高齢者ヘルスサポート事業」を実施しています。

　なお、市区町村内でのデータヘルス計画の推進組織はさまざまなようです。国民健康保険運営協議会の下に、委員会を設けて組織的に推進しているところも多く見られます。

図 1-1　データヘルス計画の組織的構造

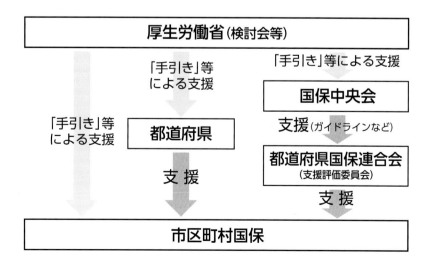

2 後期高齢者支援金の加算・減算と保険者努力支援制度

　後期高齢者支援金の加算・減算は、先に述べたように、特定健診・特定保健指導を推進するための仕組みです。平成30年度以降、保険者ごとの特性に応じて、それぞれにインセンティブ制度が創設されました。後期高齢者支援金の加算・減算は健康保険組合（以下健保組合という）・共済組合のみになり、国保は「保険者努力支援制度」、全国健康保険協会（以下協会けんぽという）は支部間で保険料率を設ける「インセンティブ制度」、後期高齢者医療は特別調整交付金の活用で対応しています。

　国保の保険者努力支援制度は、保険者における医療費適正化の取組等を評価する指標を設定し、達成状況に応じて交付金を交付する制度です。令和2年度からはこれまでの取組評価分に加え、予防・健康づくり事業の「事業費」として交付する部分等を追加し、保険者における予防・健康づくりの取組を後押ししています（事業費分・事業費連動分）。予算規模（令和4年度）は、都道府県分500億円、市町村分500億円、事業費分・事業費連動分500億円程度です。各事業の評価指標や配点は、「第4章 個別保健事業」などを参照してください。

3 国保ヘルスアップ事業

　市区町村および都道府県が保健事業を支援するための制度です。データヘルス計画に含まれる多くの事業が対象となります。ただし、データヘルス計画を策定していること、第三者（保健事業支援・評価委員会）の支援・評価を活用することなどの条件があります。データヘルス計画の策定はこの条件を満たすためでもあります。

　補助率は10/10、すなわち事業費が全額補助されます。保健事業を行うに当たっては、この制度を活用しない手はありません。

4 KDBシステム

　KDBシステムは、国保中央会が運営する、PDCAサイクルに沿ったデータヘルス計画の策定や実施等を支援するため、国保連合会が保有する健診・医療・介護の各種データを利活用して、統計情報や個人の健康に関するデータを作成し、提供するシステムです。

　特定健診、医療、介護のデータを集積、連結させたもので、KDBシステムから提供されるデータを分析し、地域住民の健康課題を明確化するなどによって、データヘルス計画の立案、実施、評価を効果的に行うことができます。さまざまな帳票が準備されており、国保は連合会の研修会を通じて、KDBシステムを活用することが求められています。データ分析等を外部業者に委託する場合も少なくありませんが、KDBシステムでもかなりの分析あるいは対象者の抽出などができます。

3. まとめ

　平成20年度開始の特定健診・特定保健指導、そして、その後のデータヘルス計画の開始以降、保険者による保健事業が国を挙げて推進されています。被保険者の健康増進や疾病予防、QOLの向上、そして、医療費適正化という目的に向けて、保険者はさまざまな取組を行っています。しかし、国レベルでも保険者レベルでもなかなか成果が明確にはなっていません。

　そのような中で、今年度の次期計画策定、多くの事業の実施、国保に関する他の業務など、担当者の負担が大きいことが予想されます。ストレスも高く、モチベーションも低下してしまうかもしれません。

　私は、研修会などの中で、データヘルス計画は自治体の職員にとって楽しみの多い仕事だと話しています。データヘルス計画は、とても注目されており、社会的にもインパクトの大きな事業です。自分で自分の仕事を計画し、実施し、評価し、見直す、つまり、PDCAサイクルを回せる貴重な機会です。特に、令和5年度は計画策定の年度で、今後6年間の方向性が決まります。こんな恵まれた機会はないのではないでしょうか。是非、喜びを感じながら、そして、楽しみながら、データヘルス計画を進めていただきたいと思います。

　図 1-2 は、保険者にとっての保健事業の意義を概念化したものです。保健事業の主な意義として、①被保険者の健康保持・疾病管理、②医療費適正化、③インセンティブ（保険者努力支援制度・後期高齢者支援金の加算・減算）があります。データヘルス計画の担当者は、これら3つの目的を全て満たすことを求めてしまいますが、それは理想に過ぎません。現実的には、ある事業は、3つの目的の1つしか満たさないことも多くあります。それぞれの事業が、どの目的を達成させるためのものかを考えることが、医療費適正化のために、補助金を得るためになど、割り切って事業を進めることが重要です。その上で、もちろん、3つの目的の交わりをできるだけ大きくするように考え、工夫することを心がけましょう。

図 1-2 　保険者にとっての保健事業の意義

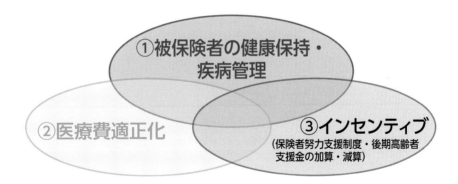

第2章
データヘルス計画の記載方法

- 令和5年度は、第3期データヘルス計画の策定年度のため、担当者は計画策定が最優先のタスクとなります。計画策定と評価の理論を学び、論理的に進めることは大切ですが、まずは、計画づくりを進める必要があります。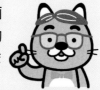
- そこで、本章では、データヘルス計画の一般的な目次例を提示し、目次ごとに記載すべき内容とポイントを解説します。
- 担当者は、本章でデータヘルス計画に記載すべきことを頭に入れ、あるいは、計画の骨子を作り、続く章（第3章、第4章）を参照することをお勧めします。

データヘルス計画の目次例

1 目次の例

　「手引き」等に基づくと、データヘルス計画の目次は以下とするのが一般的です。各項目について、記載のポイント、目安のページ数、記載の考え方、記載例などを説明します。

1. 基本的事項
   1 制度の背景
   2 他の計画との関係性
   3 目的
   4 計画期間
   5 実施体制・関係者連携

2. 現状の整理
   1 保険者の特性
   2 データ分析
   3 前期計画の評価と見直し
   4 健康課題のまとめ

3. データヘルス計画の目的と方策
   1 計画の目的
   2 目的を達成させる事業

4. 個別保健事業
   1 記載すべき保健事業
   2 記載事項
   3 記載例

5. 評価・見直し
   1 評価の基本的事項
   2 計画全体の評価と見直し
   3 個別保健事業の評価と見直し

6. その他
   1 計画の公表・周知
   2 個人情報の取扱い
   3 その他の留意事項

7. 資料

8. 概要版

❷ 全体像のイメージ

　計画策定を進めるに当たり、最初に計画全体のざっくりとしたイメージを持つことが大切です。最終的な出来上がりがイメージできないと、暗闇を進むようなものです。計画策定の初めに、目次、およそのページ数（目次を含む）とともに、計画全体のイメージを持ち、担当者間で共有しておきます。

　例えば、 図 2-1 は、基本10事業（＋その他の事業Ａ・Ｂ）を具体的な事業として、最終目的を健康寿命の延伸と医療費適正化とした全体像です。事業から最終目的までに2段階の目的を設定しています（1段階のイメージも可）。最終目的を達成させるための中目的があり、中目的を達成させるための小目的があり、小目的を達成するための各事業があるという構図です。逆に、個別保健事業には、短期的な小目的と、中長期な中目的があり、将来的には最終目的が達成できるという構造です。

　作りながら、このイメージが変更になることはありますが、とりあえずの方向性を決めておくと、道に迷うことは少なくなります。

図 2-1 　データヘルス計画の全体像のイメージ

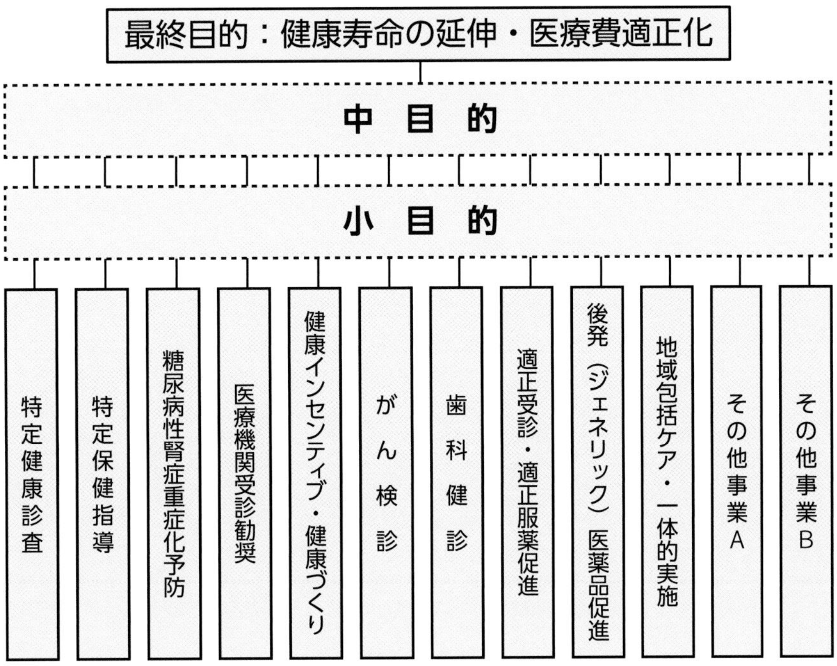

最終目的：健康寿命の延伸・医療費適正化

中　目　的

小　目　的

- 特定健康診査
- 特定保健指導
- 糖尿病性腎症重症化予防
- 医療機関受診勧奨
- 健康インセンティブ・健康づくり
- がん検診
- 歯科健診
- 適正受診・適正服薬促進
- 後発（ジェネリック）医薬品促進
- 地域包括ケア・一体的実施
- その他事業Ａ
- その他事業Ｂ

第2章　データヘルス計画の記載方法

1. 基本的事項

保険者でほぼ共通した内容です。前期計画、他の保険者の計画、「手引き」やガイドライン等を参考にして記載します。

目安のページ数 ▶ 2～4ページ

記載のポイント

1 制度の背景

データヘルス計画の制度の背景として主に以下のことを記載します。

・平成25年6月14日に閣議決定された「日本再興戦略」において、「全ての健康保険組合に対し、レセプト等のデータの分析、それに基づく加入者の健康保持増進のための事業計画として「データヘルス計画」の作成・公表、事業実施、評価等の取組を求めるとともに、市町村国保が同様の取組を行うことを推進する。」とされた。

・平成26年3月、国民健康保険法に基づく保健事業の実施等に関する指針（国指針）の一部を改正する等により、健康・医療情報を活用してPDCAサイクルに沿った効果的かつ効率的な保健事業の実施を図るための保健事業の実施計画（データヘルス計画）を策定した上で、保健事業の実施・評価・改善等を行うものとされた。

また、特定健康診査・特定保健指導（以下、特定健診・特定保健指導）は、これまで「特定健康診査等実施計画」として、データヘルス計画とは別の計画でした。今回からは、特定健診・特定保健指導もデータヘルス計画の保健事業の一つとし、合わせた計画にすることが望ましいとされています。そこで、特定健診・特定保健指導の制度背景についても記入しておくとよいでしょう。主な内容は以下の通りです。

・平成20年度から、全ての公的医療保険者に特定健診・特定保健指導が義務化された。これは、高齢者の医療の確保に関する法律（高齢者医療確保法）に基づくものである。

・40歳から74歳の被保険者を対象に、脳血管疾患、心臓病、腎不全等の生活習慣病の原因となりうるメタボリックシンドロームに着目し、その減少を目的に、特定健康診査の結果をもとに特定保健指導を行う。

・これまでは、特定健康診査等実施計画の中で進められてきたが、今回、データヘルス計画に含めるものとする。

2 他の計画との関係性

データヘルス計画は、市町村、都道府県、国の他の計画と関係します。少なくとも 表 2-1 のような計画と関係し、相互に調整しながら、事業を進めることを記載します。計画の期間は原則令和6年度から令和11年度までと共通しています。また、指標や目標値が共通する場合は、齟齬（そご）のないようにします。計画の関係性を図で示すこともできます。

表 2-1 データヘルス計画と関連する計画との関係性

関連する計画	関 係 性
医療費適正化計画	データヘルス計画は、都道府県が策定する医療費適正化計画に基づき、市町村国保において医療費適正化等を共通の目的に各種保健事業を行うものである。
特定健康診査等実施計画	従来は別の計画であったが、今回からはデータヘルス計画と一体的に策定することになる。
健康増進計画	都道府県に策定義務が、市町村に策定努力義務がある。健康づくりに関連して、指標や目標値が共通したり、関連する事業（保健指導、健康教育、インセンティブなど）が含まれたりする。
介護保険事業（支援）計画	都道府県は介護保険事業支援計画、市町村は介護保険事業計画を策定する義務がある。地域包括ケアや高齢者の保健事業と介護予防の一体的実施の事業が共通する場合は、連携の必要がある。
自治体の総合計画	総合計画は自治体の最も上位計画であるため、適宜、整合性を図る必要がある。

第2章 データヘルス計画の記載方法

3 目 的

データヘルス計画およびそれに含まれる個別保健事業の目的は、第4章で詳しく記載しますが、ここでは、以下のような大きな目的のみ記載しておくとよいでしょう。

・医療保険者に集積させる健康診査、保健指導、診療報酬明細書（レセプト）、介護保険等のデータを分析し、課題を抽出し、その課題に応じた保健事業を実施する、すなわち、PDCAサイクルに沿って保健事業を行うことにより、健康の保持増進、生活の質（QOL）の維持および向上を図り、結果として、医療費の適正化に資する。

4 計画期間

今回のデータヘルス計画の期間は令和6年度から令和11年度が基本となります。これは、都道府県における医療費適正化計画や医療計画等の期間との整合性を図るものです。

5 実施体制・関係者連携

「手引き」では、関係機関との連携やそれぞれの役割が細かく記載されています。国保では、これらのうち、データヘルス計画を主に進める部門（通常、国保部門）、計画を進める上で連携する市町村内の他の部門、そして、外部との連携および計画における役割等を記載するとよいでしょう。特に、計画のための委員会などがあれば、それらを記載します。また、関連図や一覧として記載することもできます。以下のような内容を記載します。なお、国保部門等でデータヘルス計画を策定・推進する組織を、ここでは、データヘルス委員会と呼ぶことにします。

・計画は、国保部門が実施主体となり、データヘルス委員会にて、計画立案、進捗管理、評価と見直し等を行うこと。（実施主体と委員会等）

・計画については国保運営協議会において審議や報告を行うこと。（国保運営協議会）

・計画の実施にあたり、健康増進部門、介護部門等と連携しながら、健康診断、保健指導等を実施すること。（市区町村内の連携と役割分担）

・地域の医療等関係者として、医師会、歯科医師会、薬剤師会、あるいは外部有識者等と連携

し、健康診断、保健指導等への協力、計画の効果的な実施のための助言を得ること。（三師会や外部有識者との連携等）

・都道府県や保健所、国保連合会（保健事業支援評価委員会含む）等からの支援を得て、効果的な保健指導の実施に努めること。（都道府県、保健所、国保連合会等との連携）

表 2-2　実施体制・関係者に関する記載の例

部　門　等		主な連携と役割
実施主体部門	国保部門	・計画の実施主体として、計画立案、進捗管理、評価、見直し等 ・データヘルス委員会の運営 ・専門職の確保、部門内の事務職と専門職との連携と役割分担
市区町村内連携部門	健康増進部門	・健康増進計画との調整 ・健診、保健指導、健康教育等での連携 ・データヘルス委員会への参画 ・データや分析結果の共有
	介護部門	・介護保険事業計画との調整 ・地域包括ケア・一体的実施等での連携 ・データヘルス委員会への参画 ・データや分析結果の共有
行政部門	都道府県、保健所	・関係機関との連絡調整や専門職の派遣・助言等の技術的な支援、情報提供等 ・データヘルス委員会への参画 ・都道府県関係課あるいは他の保険者との意見交換の場の設定 ・現状分析のために都道府県が保有するデータの提供
保健医療関係者	医師会、歯科医師会、薬剤師会、看護協会等	・データヘルス委員会への参画等で、計画策定、評価・見直し等への助言 ・健康診断、保健指導への協力 ・日常的な意見交換や情報提供
	学識経験者等	・データヘルス委員会への参画等で、計画策定、評価・見直し等への助言
保険関係機関	後期高齢者医療広域連合	・地域包括ケア・一体的実施での協力 ・データや分析結果の共有、国保から後期高齢者医療のデータの突合の推進
	国民健康保険団体連合会	・KDB等のデータ分析やデータ提供に関する支援 ・研修会等での人材育成、情報提供 ・保健事業支援評価委員会からの支援
	保険者協議会	・他の市町村国保、国保組合、被用者保険と健康・医療情報やその分析結果、健康課題、保健事業の実施状況等を共有 ・保険者間で連携した保健事業の展開
被保険者	――	・地域組織等を含む被保険者との意見交換や情報提供 ・データヘルス委員会や国保運営協議会等への参画 ・健診の受診勧奨や保健指導の利用勧奨等への協力

2. 現状の整理

ここは計画に重要なところです。「データ分析をどの程度行い、どれくらい計画に記載するか」、「前期計画の評価をどれくらい行うか」、「どのような課題をどのくらい抽出するか」が悩みどころです。

記載のポイント

目安のページ数 ▶ **10〜20ページ**

使用するワークシート ▶ **計画策定用シート1　課題の整理**

1 保険者の特性

　自治体の地理的状況、被保険者の性・人口構成やその推移などを記載します。自治体を区分し、その特徴を記載してもよいでしょう。これらは、総合計画等の中に記載されていることもありますので、参考にするとよいでしょう。

2 データ分析

　データ分析は計画の中で最も難しいところです。使用するデータは、表 2-3 に示すように、特定健診データ、レセプトデータ、介護データなどでほぼ決まっていますが、主に、分析を自分で行うのか（KDBを活用するか）、業者に委託するのかの選択肢があります。

　KDBにもさまざまな帳票がありますが、「地域の全体像の把握」や「健診・医療・介護データから見る地域の健康課題」がよく整理されています。これらに示されている情報だけでも十分かもしれません。

　さまざまなデータを、しかも経年的に示すと、かなりの量になります。まず、最低限示すデータを考える必要があります。表 2-3 に示されたデータはそのヒントになります。また、後述しますが、実施すべき事業からさかのぼって、どのようなデータを示す必要があるかを考えることができます。

　なお、特定健診・特定保健指導の実施率などの事業の実績の経年変化等をここに示してもよいでしょう。これらは、「3 前期計画の評価と見直し」にも相当します。

表 2-3　把握すべきデータとデータ分析の例

・**特定健診データ(質問票を含む)**：性・年齢別受診率、各種検査項目の有所見者割合、既往歴、健康状態、生活習慣の状況など

・**レセプトデータ**：性・年齢別受診率、医療費の負担額が大きい疾患、将来的に医療費の負担が増大すると予測される疾患、重複・頻回の受診状況、重複服薬の状況等の傾向など

・**介護データ**：介護給付費、要支援・要介護者の状況など

・**その他の統計データ**：健康寿命、平均寿命、年齢調整死亡率、加入者の状況など

（「国民健康保険保健事業の実施計画（データヘルス計画）策定の手引き」より）

※標準化について

　「手引き」では、指標の標準化の必要性が強調され、都道府県が設定する指標の例が示されています。ただし、これらの指標は充分に吟味されたものではないようで、課題の抽出や事業の評価にはまだ活用は難しいようです。したがって、今回のデータヘルス計画策定ではあまり気にしないでよいでしょう。

第2章　データヘルス計画の記載方法

3 前期計画の評価と見直し

　現行の前期計画（第2期データヘルス計画、第3期特定健康診査等実施計画）の評価を記載するとよいでしょう。計画の評価には、計画全体の評価と個別保健事業の評価があります。計画全体の評価は、前項の「**2**データ分析」の中で、指標の経年変化として示すこともできます（医療費、健康寿命など）。前期計画時に評価指標と目標値が設定されている場合（例えば、特定健診受診率、特定保健指導実施率など）、前期計画の期間での変化とその評価を一覧で示すのもよいでしょう。

　計画全体よりも大事なのが、個別保健事業の評価です。個別保健事業の評価は、「**評価用シート2**」などを使い、細かく評価することができます。特に、このシートの3枚目「**3. 評価と見直し・改善案**」が、「**計画策定用シート1**」の「**課題の整理2　前期計画の評価より**」にほぼ一致します。

4 健康課題のまとめ

1) 課題の列挙

　データ分析と前期計画の評価をもとに、健康課題を抽出します。しかし、この過程もなかなか難しいところです。ある人はデータ分析の数だけ多くの課題を列挙する一方、ある人は考えすぎて課題が少ししか列挙できないこともあります。

　健康課題の抽出に当たっては、まず、いくつくらいの課題を抽出するかを考えておくとよいでしょう。お勧めは15〜20くらいです。まずは、最低でも10、できれば20くらいを目標に挙げてみます。

　次に、課題の抽出方法として、表 2-4 に示したいくつかの方法がありますので、それぞれ行ってみるとよいでしょう。

表 2-4　健康課題の抽出方法

①前期計画の課題から 　健康課題は前期計画からそれほど変わることはありません。まずは、前期計画を手元に置き、その中にある課題を確認し、それらをアップデートすればよいのです。
②データ分析から 表 2-5 　データ分析の結果からの抽出は必ずしも簡単ではありませんが、例えば、表 2-3 に示したデータの区分ごとに、1つあるいは2つくらいずつ課題を列挙するとよいでしょう。
③前期計画の評価（特に実績） 表 2-6 　特定健診・特定保健指導、糖尿病性腎症重症化予防等の個別保健事業の評価結果、特に実績（アウトプット）から課題を挙げることもできます。

2) 優先性の決定

　第3章で述べますが、優先性の決定は、「問題の大きさ」と「可変性」を中心に、さまざまな要素を考慮しなければならないので、簡単ではありません。一方、実施すべき事業が保険者努力支援制度の配点や「手引き」の中でほぼ決まっています（特定健診・特定保健指導の実施率向上、糖尿病性腎症等の生活習慣病の重症化予防、幅広な内容の保健指導、非肥満者への保健指導、重複・頻回受診者対策、重複・多剤服薬者対策など）。したがって、これらの実施すべき事業に紐づく健康課題の優先性が高くなります。

第2章　データヘルス計画の記載方法

表 2-5　データ分析の結果からの課題の例

- 平均自立期間が全国や県平均より短い
- 生活習慣病による死亡率が高い
- 高血圧、糖尿病等の生活習慣病の有病率、受療率、医療費が高い
- 人工透析による医療費が高い
- がん、精神疾患、筋骨格系疾患の医療費の割合が高い
- 後発（ジェネリック）医薬品の割合が目標値より低い
- 高血圧や糖尿病等での治療中断者が多い
- 重複・頻回受診者が相当数存在する
- 県全体に比較して不健康な生活習慣の割合が高い
- 脳血管疾患等の生活習慣病を原因とする要介護者の割合が高い
- 歯周疾患に関連する症状を持つ者の割合が高い

表 2-6　前期計画の評価からの課題の例

- 特定健診の受診率が低い。特に若年男性
- 特定保健指導の実施率が伸び悩んでいる
- 糖尿病性腎症重症化予防の参加者が少なく、効果検証ができていない
- 健診後の医療機関受診勧奨を行っても、受診率が低い
- がん検診の受診率が低い（特に、乳がんと子宮がん）
- 歯科健診の受診率が低い
- インセンティブの事業が未実施
- 一体的実施が未実施でやり方がわからない

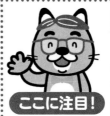

ここに注目！

課題ってどういう意味？

　課題を挙げてもらうと、例えば、「特定健診の受診率が低い」ことを挙げる人もいれば、「特定健診の受診率を向上させる」ことを挙げる人もいます。前者は"問題"そのものを、後者は"問題を解決するために取り組むべきこと"（目的と近い意味）を課題と考えています。どちらも間違いではなく、課題は両方の意味で使用されます。本書では、目的と区分するためにも、課題を"問題"の意味で使用しています。

ここに注目！

さかのぼり法

　保険者努力支援制度の配点を見ればわかるように、保険者が行うべき事業はほぼ決まっています。つまり、落としどころがあるわけですから、そこからさかのぼって（逆算して）、課題を考えることができます。例えば、特定健診・特定保健指導は、メタボリックシンドローム（メタボ）や生活習慣病という課題に対するものです。そのように、それぞれの事業が解決すべき課題は何かを考えると、挙げるべき課題が列挙できます。

　表 2-7 にその例を示しました。ここに示している個別保健事業はデータヘルス計画で行うべき事業を10挙げました（基本10事業と呼んでいます）。個別保健事業からさかのぼると10の課題が列挙できます。先に、目安となる課題数を15〜20としましたが、表 2-7 の10の課題に、いくつかの課題を追加すれば、ちょうどそれくらいになります。また、事業に紐づいた課題が優先順位の高い課題となります。

表 2-7　課題の整理：さかのぼり法

課　題	課題の根拠（データ）	優先性	課題解決のための事業
メタボ等生活習慣病が多い	←		特定健康診査
メタボ等生活習慣病が多い（上と共通）	←		特定保健指導
人工透析患者、医療費が多い	←		糖尿病性腎症重症化予防
健診後未受診者が多い	← 取り組む課題が決まっていれば、さかのぼって課題を設定する。		受診勧奨事業
不適切な受診・服薬者が多い	←		適正受診・適正服薬
後発（ジェネリック）医薬品の使用割合が低い	←		後発（ジェネリック）医薬品促進
がん死亡率が高いが、がん検診受診率が低い	←		がん検診推進
歯・歯周の問題を持つ人が多い	←		歯科健診・歯周病予防
生活習慣が悪い人の割合が多い	←		健康インセンティブ（ポイント制）
要介護者が増加している	←		一体的実施

ワークシートの使い方

　ここで使用するのは**「計画策定用シート1　課題の整理」**です。シートは、データ分析の結果に基づく**「課題の整理1　データ分析より」**と、前期計画の評価に基づく**「課題の整理2　前期計画の評価より」**の2つに分かれています。

　「課題の整理1　データ分析より」は、レセプトや健診等のデータ分析の結果から課題を抽出するために用います。その中で、データヘルス計画で取り組むべき課題を挙げ、その根拠となったデータ、課題解決のための事業を整理します。第2期の計画に記載してある課題も参考になります。

　「課題の整理2　前期計画の評価より」は、第2期計画の評価をもとに課題を挙げるのに用います。ただし、前期計画（特に個別保健事業）の評価をきちんと行っておく必要があります。具体的な評価については、第4章の個別保健事業の評価のところをご参照ください。

3. データヘルス計画の目的と方策

記載のポイント

「2. 現状の整理」の課題を受けて、計画全体の目的およびその目的を達成するための下位の目的（小目的）を示します。さらに、小目的を達成させるための事業を記載します。

目安のページ数 ▶ 2 ～ 4 ページ
使用するワークシート ▶ **計画策定用シート2　目的の整理**
　　　　　　　　　　　　計画策定用シート3　計画全体のまとめ

1 計画の目的

　計画の目的には、計画全体の目的とそれを達成させるための下位の目的（小目的）があります。

1）全体の目的

　データヘルス計画の全体の目的は、一般的に、「健康寿命の延伸・QOLの向上」と「医療費の適正化」とされています。行われている保健事業でこれらの目的を達成できるかはわかりませんが、まずはこの目的を設定しておくのが無難です。

　ただ、この目的に対応する数値目標を設定するのは困難です。また、QOLの向上は評価指標の設定さえ難しいでしょう。つまり、これらの目的は数値化したり、目標値を設定できたりする具体的なものではなく、抽象的なものです。こうした場合には、無理に指標や目標値を設定する必要はありません。

2）小 目 的

　計画全体の目的が設定できたら、次にこの目的を達成させるための下位の目的（小目的）を設定します。これは、先に列挙した課題に対応したものと考えてよいでしょう。列挙した課題を解決することが小目的で、それらが達成されれば、計画全体の目的が達成されることになります（理論的・理想的には）。さらに、これらの小目的は、個別保健事業の目的にも相当します。

　表 2-8 に例を示しました。なお、この時点で、小目的ごとに指標や目標値を設定することもよいのですが、指標と目標値の設定は難しいため、いったん保留にしておくこともよいでしょう。今後、個別保健事業ごとに指標や目標値を設定しますので、必要であればその後にここに戻ればよいのです。

　さらに、表 2-9 には、下位の目的を2段階（中目的と小目的）に分けた例を示しました。中期（数年～）で達成できそうなものが中目的、短期（1年～数年）で達成できそうなものが小目的になっています。事業によっては中目的と共通するものもあります。2段階に分けたものができると、個別保健事業の評価方法が整理しやくすくなります。中目的が中長期的なアウトカムの評価、小目的が短期のアウトカムまたはアウトプットの評価に関連します。

第2章 データヘルス計画の記載方法

2 目的を達成させる事業

小目的が設定できたら、それを達成させるための事業を紐づけます。そうすれば、課題→目的→事業というきれいな紐づけができることになります。紙面上は、課題→目的→事業を示すのは煩雑になり、また、課題から目的がうまく紐づけられないこともありますので、ここでは、目的と事業だけを示すのがよいでしょう。なお、ここで、個別保健事業をいくつかまとめて、"柱"を作っておくのも見栄えとしてはよくなります。

表 2-8 下位の目的（小目的）と事業の関係（例）

小　目　的	関連する個別保健事業
メタボリックシンドロームの減少を通じて、生活習慣病を予防する。	特定健康診査・特定保健指導
糖尿病等に伴う腎症の重症化を予防する。	糖尿病性腎症重症化予防
高血圧、脂質異常症、糖尿病等の生活習慣病の重症化を予防する。	重症化予防・受診勧奨
がん死亡率を低下させるため、がんの早期発見・早期治療を推進する。	がん検診
歯科・歯周病および関連疾患を予防する。	歯科健診
健康的な生活習慣を促し、生活習慣病を予防する。	健康インセンティブ・健康づくり
受診・服薬の適正化および後発医薬品の促進を通じて、医療費適正化と健康障害の予防を行う。	適正受診・適正服薬（後発医薬品促進含む）
フレイルおよび要介護への進行を予防し、高齢者の社会参加とQOLの向上を推進する。	地域包括ケア・一体的実施

表 2-9 下位の目的（2段階：中目的と小目的）と事業の関係（例）

中　目　的	小　目　的	関連する個別保健事業
メタボリックシンドロームの減少を通じた生活習慣病の予防	特定健康診査の受診の促進	特定健康診査（受診勧奨）
	特定保健指導の利用の促進と利用者のメタボリックシンドロームの改善	特定保健指導
糖尿病等に伴う慢性腎不全患者および関連医療費の減少	糖尿病性腎症重症化予防のプログラムの利用および医療機関受診の促進・重症化の予防	糖尿病性腎症重症化予防
高血圧、脂質異常症、糖尿病等の生活習慣病の重症化予防	高血圧等のハイリスク者の医療機関受診の継続と重症化の予防	重症化予防・受診勧奨
がん死亡率の低下およびがんの早期発見・早期治療の推進	がん検診の受診促進	がん検診
歯科・歯周病および関連疾患の予防	歯科・歯周病の健診の受診の促進と適切なセルフケアの推進	歯科健診
生活習慣病の予防	健康イベント等の参加、健康的な生活習慣の実践促進	健康インセンティブ・健康づくり
受診・服薬の適正化および後発（ジェネリック）医薬品の促進を通じた医療費適正化と健康障害予防	重複受診、重複・多剤処方の改善	適正受診・適正服薬
	後発（ジェネリック）医薬品の利用と切替の促進	後発（ジェネリック）医薬品促進
フレイルおよび要介護の予防および高齢者の社会参加とQOLの向上	ハイリスク者への適切な医療等の資源の利用促進と健康状態の改善	地域包括ケア・一体的実施（ハイリスクアプローチ）
	高齢者の社会参加の促進	地域包括ケア・一体的実施（ポピュレーションアプローチ）

ワークシートの使い方

　ここでは、まず、「**計画策定用シート2　目的の整理**」を使い、目的と関連する事業を整理します。目的としては、計画の最終ゴールとして「目的」（「大目的」と呼んでもよい）、それを達成させるための「下位の目的」（「小目的」）、そして、下位の目的に対応する事業を整理することができます。下位の目的は、「**計画策定シート1　課題の整理**」での課題に対応させるのが理想で、課題と同様に10～20の数が目安でしょう。「**計画策定シート1　課題の整理**」を横に置きながら記入します。

　「**計画全体の整理2**」は、下位の目的をさらに2つの階層（中目的、小目的）に分けたものです。中期（数年～）で達成できそうなものが中目的、短期（1年～数年）で達成できそうなものが小目的となります。事業によっては中目的と共通するものもあります。2段階に分けると、個別保健事業の評価方法が整理しやくすくなります。中目的が中長期的なアウトカムの評価、小目的が短期のアウトカムまたはアウトプットの評価に関連します。

　「**計画策定用シート3　計画全体のまとめ**」は、課題、優先性、課題の根拠となるデータ、それを解決する目的と実施する個別保健事業、そして、評価のための指標をまとめるものです。これらがすべて紐づけられ、記入できるのが理想ですが、実際はとても難しい作業です。したがって、計画策定用の他のシートを記入した後に、最後にこのシートでまとめる、もしくは、このシートの内容を頭に入れて、他のシートを記入することをお勧めします。

個別保健事業の目的の書き方

ここに注目！

　保険者によって個別保健事業の目的の内容や書き方、あるいは、保険者の中でも事業によって、書きぶりが違うことがあります。そこで、一般的な書き方の案を示します。

　ここでは、"○○という内容で行い、短期の（1年～数年）小目的△△と、中長期（数年～）の中目的□□の事業"の例に、目的の書き方のパターンを示します。標準的な書き方や字数などをある程度統一しておくとよいでしょう。より的確で、わかりやすい書き方を工夫するようにしましょう。

- **パターン1**　「本事業は、□□を目指して、○○を行うことで、△△を目的とする。」または、「本事業は、○○を行うことで△△を目的とし、もって□□に資する。」
  →標準的でわかりやすい。
- **パターン2**　「本事業は、○○を行うことで、□□を目的とする。」
  →短期の目的がないため、飛躍的に感じる。
- **パターン3**　「本事業は、○○を行うことで、△△を目的とする。」
  →中長期の目的がないため、最終的なゴールがわからない。ただし、背景などで中長期の目的を示していればよい。

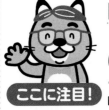

ここに注目！

目的？目標？目標値？指標？

　目的、目標、目標値、指標という言葉は時に混乱を生じさせます。明確な定義はありませんし、人によって定義は異なりますが、目的は最終的に達成させたいことであり、一般的に概念的なものです。一方、目標は具体的なものであり、目的や目標値と混乱して使用されていることが多々あります。目標は、指標と目標値を組合わせたものと考えるとよいでしょう（例：メタボリックシンドロームの割合を25％低下させる）。目標という言葉はできれば使わず、目的、指標、目標値の3つを使用したほうが混乱は少ないかもしれません。

4. 個別保健事業

記載のポイント 個別保健事業は、データヘルス計画での肝の部分です。全保険者がほぼ行うことが求められる事業について、それぞれの状況を踏まえて、背景、目的、方法、評価をしっかり記載することで、年度ごとの個別保健事業が円滑に行えるようになります。

目安のページ数 ▶ 各事業1〜2ページ（特定健診と特定保健指導は2〜4ページ）　合計15〜20ページ

使用するワークシート ▶ 計画策定用シート4　個別保健事業の計画

保険者にとってデータヘルス計画の核心は個別保健事業です。結局のところ、保険者が自分たちで計画し、実施し、評価するのは個別保健事業だからです。

1 記載すべき保健事業

さまざまな個別保健事業がありますが、保険者努力支援制度や「手引き」の中で、保険者が、原則行うことが勧められている事業は決められています。表2-10 の左段に示したもので、本書ではこれらを基本10事業と呼びます。計画の中では、まず、これらの基本10事業は一通り記載するのがよいでしょう。さらに、表2-10 の右段に示したような、各保険者で独自に実施する事業、実施予定の事業についても記載します。

表2-10　記載すべき保健事業例

原則、全ての保険者で記載すべき事業 （基本10事業（仮称））	各保険者で独自に記載する事業（例）
・特定健康診査 ・特定保健指導 ・糖尿病性腎症重症化予防 ・医療機関受診勧奨 ・がん検診 ・歯科健診 ・健康インセンティブ・健康づくり ・適正受診・適正服薬促進 ・後発（ジェネリック）医薬品促進 ・地域包括ケア・一体的実施	・高血圧予防事業 ・骨折・骨粗鬆症予防事業 ・人間ドック等補助事業 ・前期高齢者疾病管理事業 ・若年者健康増進事業 ・精神疾患・認知症等予防事業

2 記載事項

個別保健事業の記載事項は、事業にもよりますが、表2-11 に示すように、「背景」、「前期までの実施状況と見直し」、「目的」、「実施方法」、「評価」です。記載事項と糖尿病性腎症重症化予防の記載例を示しました。

第2章 データヘルス計画の記載方法

表 2-11　個別保健事業の計画で記載すべきこと

項　　目	記載事項	例（糖尿病腎症重症化予防）
背　　景	・当該事業の背景となる健康課題、国等の動向（制度など） ・保険者でのデータ分析の結果やこれまでの取組の状況	・糖尿病および人工透析とそれに伴う医療費が増加し、国および県では糖尿病性腎症重要化予防が進められている。 ・本保険者においても糖尿病および腎不全に伴う医療費が年々増加している。
前期までの実施状況と見直し（背景に含めてもよい）	・前期までの実施状況、成果、見直し内容 ・評価指標や目標値があれば、そのデータを示してもよい	・本保険者においては、令和２年度より糖尿病性腎症重症化予防を開始した。 ・これまで、30名に保健指導を実施、その大半に検査値等の改善が認められているものの、利用者は多くない。
目　　的	・事業の目的	・医療機関受診勧奨および保健指導を行うことで、糖尿病の疾病管理および腎機能低下の予防を目的とする。
実施方法	・具体的な実施方法について、対象、実施者・実施機関、タイムスケジュール、保健指導の内容など	・対象：糖尿病かつ腎機能低下が認められる者を健診およびレセプトデータから抽出 ・実施者・実施機関：対象者の抽出、利用勧奨および保健指導は外部委託業者が実施 ・スケジュール：6月に対象者を抽出・利用勧奨し、8月より指導開始。1月に終了。 ・保健指導等の内容：医療機関未受診者への受診勧奨、医療機関受診者へは主治医と連携した保健指導（合計4回）
評　　価	・評価指標、目標値、評価時期、評価方法など	・年間利用者：20人 ・利用者の検査値（HbA1c）の改善率100％、腎機能の維持率100％

❸ 記　載　例

　背景、目的についての詳細は、「第4章　個別保健事業」の中でそれぞれまとめましたので参照してください。

ワークシートの使い方 ✏

　ここでは、**「計画策定用シート4　個別保健事業の計画」** を用いて、データヘルス計画の個別保健事業の計画を整理します。現行の計画あるいは最終評価で行った個別保健事業の評価結果を参考にしながら、背景と目的を簡潔にまとめ、具体的な内容、評価指標などを記入します。数値目標の設定が可能な評価指標については、別途、年度ごとの数値目標を設定します。

5. 評価・見直し

記載のポイント 評価と見直しについて、評価のスケジュール、体制、評価指標と目標値などを記載します。計画全体の評価に加えて、個別保健事業の評価指標と目標値の一覧などを記載してもよいでしょう。

目安のページ数 ▶ **2 ～ 4 ページ**
使用するワークシート ▶ **計画策定用シート5　評価指標のまとめ**

1 評価の基本的事項

ここで記載すべきことは、主に以下の事項です。

・計画はPCDAサイクルに則り、年度内、年度ごと、中間評価（令和8年度）、最終評価（令和11年度）で評価と見直しを行うこと。（時期）

・データヘルス委員会（例）において評価と見直しを検討・審議し、国保運営協議会へ報告を行うこと。（評価と見直しの主体）

・評価と見直しに当たっては、庁内の関連他部門、医療関係者（医師会等）、国保連合会（保健事業支援評価委員会含む）、都道府県・保健所等からの意見や助言をもらうこと。（関係者からの助言など）

2 計画全体の評価と見直し

評価は目的に対応したものとなります。したがって、計画全体の評価は、計画全体の目的に合わせたものです。すなわち、計画全体の目的が「健康寿命の延伸・QOLの向上」と「医療費の適正化」であれば、健康寿命が延伸したか、QOLが向上したか、医療費が適正化されたかを評価します。

ただし、健康寿命や医療費は把握はできるものの、数値目標の設定は難しく、QOLは把握自体が困難です。その場合、数値目標は設定せず、健康寿命および医療費として保険者一人当たりの医療費（主な疾病別や生活習慣病に限定してもよい）を経年的に観察していくことになります。

なお、下位の目的として、例えば、糖尿病の医療費や有病率などを計画全体の評価として見ていくのもよいですが、これらも数値目標を設定することは難しいものです。したがって、無理して下位の目的を記載する意味はありません。

書き方としては以下のような例が考えられます。

（記載例）

計画全体の評価として、以下の指標を経年的に把握し、必要に応じて計画全体および個別保健事業の見直しを行う。

・健康寿命・平均自立期間

・医療費（主な傷病別）

3 個別保健事業の評価と見直し

保険者にとっては、計画全体よりも個別保健事業の評価が重要です。それぞれの事業で、評価指標と目標値を設定するのは簡単ではありません。そこで、まずは、個別保健事業ごとの計画を作り、その中で、評価指標と目標値を検討・設定し、その後で、ここに立ち戻り、下記のような一覧を掲載するのがよいでしょう。

ここに示した指標の考え方などは、「第3章 計画策定と評価の基本」と「第4章 個別保健事業」で詳しく述べます。

表 2-12　個別保健事業の評価指標の例

事業名	KPI (主要アウトプット・アウトカム指標)	短期アウトカム指標 (精度管理・効果検証指標)	中長期アウトカム指標 (モニタリング指標)
特定健康診査	・特定健診受診率	・受診勧奨・再勧奨者のうち、受診者数（割合）	・メタボリックシンドローム該当者・予備群（特定保健指導対象者）割合
特定保健指導	・特定保健指導実施率 ・健診当日初回面接実施数	・指導利用者の改善率（脱特定保健指導対象・脱メタボ） ・2cm・2kg減少者割合 ・終了率（終了者／指導利用者）	・有所見者割合（腹囲、BMI、血圧、脂質、血糖） ・問診項目該当者割合
糖尿病性腎症重症化予防	・指導利用者数 ・実施率（指導利用者数／要対象者数）	・指導利用者のうち医療機関受診者割合 ・指導利用者の改善率（血糖・HbA1c） ・指導利用者のHbA1c平均値	・透析患者数・率 ・透析関連医療費 ・HbA1c 8.0%以上の割合 ・HbA1c 8.0%以上のうち未治療者割合
重症化予防 (医療機関受診勧奨)	・指導・勧奨者数 ・実施率（指導利用者数／対象者数）	・指導利用者のうち医療機関受診者割合	・要医療者のうち未治療者割合
後発 (ジェネリック) 医薬品促進	・通知数・率	・通知者の後発（ジェネリック）医薬品変更率	・後発（ジェネリック）医薬品使用割合
適正受診・服薬	・通知数・率 ・その他の実績 　（保健指導数・割合など）	・通知等後の改善割合	・重複受診・頻回受診・重複服薬等の割合 ・リフィル処方箋の割合
多剤投与対策	・通知数・率 ・その他の実績	・通知等後の改善割合 　（受診数／有所見者数）	・多剤投与割合 ・服用薬剤調整支援料や処方料減額の割合
がん検診	・がん検診受診率	・陽性率（要精密検査率） ・精密検査受診率 ・がん発見率	・がん死亡率（部位別）
歯科健診	・歯科健診受診率	・歯科健診後歯科受診割合	・歯科医療費（一人当たり）
地域包括ケア・一体的実施	・事業（指導、訪問等）の実施数・率	・訪問・指導によるフレイル・栄養状況等改善率 ・必要な施設等につなげた割合	・フレイル、低栄養等の割合 ・要介護等の認定者数・率

ワークシートの使い方

　ここでは、**「計画策定用シート5　評価指標のまとめ」** を用いて、データヘルス計画の評価指標をまとめます。**「計画策定用シート2　目的の整理」** の計画全体の指標、**「計画策定用シート4　個別保健事業の計画」** の主な指標を整理します。

第2章

データヘルス計画の記載方法

6. その他

「手引き」等を参考に、必要事項を淡々と記載します。地域包括ケアに関わる取組はここではなく、個別保健事業のひとつとして記載するのがよいでしょう。

目安のページ数 ▶ 1～2ページ

記載のポイント

1 計画の公表・周知

「手引き」による留意事項は以下の通りです（一部改変）。

・計画は、被保険者や保健医療関係者等が容易に知り得るべきものとすることが重要であり、このため、国指針において、公表するものとされている。具体的な方策としては、ホームページや広報誌を通じた周知のほか、都道府県、国保連、保健医療関係者経由で医療機関等に周知し、配布する。

・これらの公表・配布に当たっては、被保険者、保健医療関係者の理解を促進するため、計画の要旨等をまとめた簡易版を策定する等の工夫が必要である。

2 個人情報の取扱い

保険者等における個人情報の取扱いは、個人情報の保護に関する各種法令・ガイドライン等によること等を記載することになっています。「手引き」による留意事項は以下の通りです（一部改変）。

・健診データやレセプトに関する個人情報は、一般的には個人情報の保護に関する法律（個人情報保護法）に定める要配慮個人情報に該当するため、他の個人情報よりも慎重に取り扱うべきである。

・保険者等においては、個人情報の保護に関する各種法令・ガイドラインに基づき、庁内等での利用、外部委託事業者への業務委託等の各場面で、その保有する個人情報の適切な取扱いが確保されるよう措置を講じる。

・個人情報の取り扱いについては、「個人情報の保護に関する法律についてのガイドライン（行政機関等編）」（https://www.ppc.go.jp/files/pdf/230401_koutekibumon_guidelines.pdf）を参照する。

・保険者等が計画の策定支援業務を外部事業者に委託し、健診結果やレセプトデータ等を当該事業者に渡す場合には、個人データの盗難・紛失等を防ぐための安全管理措置等に留意して委託仕様等を作成するとともに、委託先において安全管理措置等が適切に講じられるよう、保険者等が必要かつ適切な管理、監督をするなど、万全の対策を講じる。

3 その他の留意事項

　「手引き」では、地域包括ケアに係わる取組をここで記載することになっていますが、個別保健事業に記載するのがよいでしょう。したがって、その他の留意事項として、他の項目に該当しない事項について、各保険者等の特性や現状等を踏まえ、必要に応じて記載します。

第2章

データヘルス計画の記載方法

33

7. 資　料

記載のポイント 前期計画の評価とデータ分析の詳細を資料として記載することもよいでしょう。

目安のページ数 ▶ 20 〜 30ページ

前期計画の評価やデータ分析をきちんとすれば、かなりの量になります。本文には主要なところのみ抜粋で記載し、詳細は資料として末尾に掲載するのもよいでしょう。

8. 概　要　版

被保険者や外部の関係者のために、概要版を作成するとよいでしょう。計画全体の背景と目的、課題（データ分析結果含む）、個別保健事業の概要、評価などをわかりやすくまとめます。4ページまたは8ページにまとめておくと、印刷や配布に便利です。4ページの場合には以下のようなページ割が案となります。一覧表などを使って、わかりやすくする工夫をしましょう。

ページ	内　容
1	計画全体の背景、目的（小目的含む）
2	課題
3	個別保健事業
4	個別保健事業（続き）、評価、その他

第3章
計画策定と評価の基本

1. 計画策定の基本

- 政策や事業等の実施に当たっては、PDCAサイクルを回しながら行います。データヘルス計画では、課題抽出と優先課題を決める "大きなPDCAサイクル" と個別保健事業の課題を "小さなPDCAサイクル" に分けて考えましょう。
- 優先性は、「問題の大きさ」と「可変性」によって決まるのが原則ですが、それ以外にもさまざまな要因を考慮しなければなりません。
- 実際の計画策定に当たっては、まず、計画の全体像（構成、目次とそれぞれのページ数の概算など）をイメージしておくとよいでしょう。
- 計画策定は、データ分析や課題抽出から進めていくのが正攻法ですが、データヘルス計画のようにすでに実施すべき個別保健事業がほぼ決まっている場合には、逆向きに計画を考える「さかのぼり法」も要領のよい方法です。

1 PDCAサイクル

データヘルス計画に限らず、どのような政策や事業もPDCAサイクル、すなわち、Plan（計画）→ Do（実行）→ Check（評価）→ Action（見直し）を回すのが重要です。

しかし、実際にPDCAサイクルを回すとなるとなかなかうまくいきません。そこで、図 3-1 のように、PDCAサイクルを、上の大きなPDCAサイクル（＝課題の抽出と優先順位の決定のサイクル）と下の小さなPDCAサイクル（＝個別保健事業ごとのサイクル）に分けると、より現実的になります。そして、この2つのサイクルは、データヘルス計画にとてもよく当てはまります。

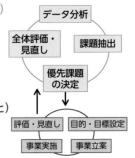

図 3-1 **2つのPDCAサイクル**

計画全体（最終・中間評価含む）
大きなPDCAサイクル
- データの分析
- 課題の抽出と優先順位の決定
- 全体の目的・目標の設定

年度ごとの評価
小さなPCDAサイクル（事業ごと）
- 個別の目的・目標の設定
- 個別保健事業の立案と実施
- 評価と見直し

まず、上の大きなPDCAサイクルでは、データを分析し、課題を抽出し、その中から優先的に取り組むべき課題を決定します。データヘルス計画では、各期の計画策定や最終評価あるいは中間評価が当てはまります。さまざまな（例えば、健診やレセプトなどの）データを分析し、課題を明らかにします。そして、その中から、取り組むべき優先的な課題を決定します。

次に、下の小さなPDCAサイクルです。例えば、特定健診・特定保健指導、糖尿病（性腎症）、重複受診・頻回受診、がん、喫煙などの、優先的で具体的な健康課題が決まれば、それぞれについて、どんな対策があるのか、その中で何が効果的なのか、どのように実施するのか、どのように評価するのかなどを検討し（Plan）、実施し（Do）、評価し（Check）、見直し（Action）を行います。データヘルス計画の毎年の見直しに当たる下の小さなPDCAサイクルについては、第4章の個別保健事業で詳しく述べます。

このように、データヘルス計画については、まずは、この2つ、上と下のPDCAサイクルに分

けて考えることが大事です。

2 優先課題の決定

　では、上の大きなPDCAサイクルの課題の優先性はどのように決めるのでしょうか。

　原則は、「問題の大きさ」と「可変性」の2つになります（図 3-2）。可変性とは、対策や取組によって変わるかどうか、改善できるかどうかです。「問題が大きく、可変性が高い」ものは優先順位が高く、「問題が小さく、可変性が低い」ものは優先順位が低くなります。優先性に影響する他の要因については、後述します。

図 3-2　優先順位の決め方の原則

		問題の大きさ	
		大	小
可変性	大	**優先性大**	優先性小 （政治的な目的等で 変化を示す場合は優先性大）
	小	優先性小 （革新的な解決策の案があれば 優先性大）	**優先性小**

(Green&Kreuter, 1999より)

　なお、問題が小さくてもよい解決策があれば、政治的な目的等で変化を示す場合などは優先性が高くなったり、問題が大きく可変性が小さくても、革新的な解決策の案があれば優先性が高くなったりすることもあります。

1) 問題の大きさの判断

　では、「問題の大きさ」はどのように判断するのでしょうか。ここがデータ分析に当たるところです。

　その判断材料となる“指標”が必要となります。具体的には、まず死亡、有病（病気を持っている）、罹患（＝発症、病気に罹った）、生活習慣、介護、あるいは医療費などを把握します。これらのデータのもとになるのが、特定健診、レセプト（診療報酬明細書）、介護保険、死亡統計（人口動態統計）、あるいは、保険者の基礎的情報（加入者情報）などです。死亡数が多い（率が高い）、有病者数が多い（率が高い）、罹患者数が多い（率が高い）、医療費が高い疾患、不健康な習慣の人が多い生活習慣（例えば、喫煙など）、要介護の原因として多い健康問題、参加や受診などが少ない取組などが問題が大きい課題と判断できます。また、経年的にみて増加しているものを大きな問題とすることもあります。ただ、指標はさまざまありますので、判断に悩むこともあるでしょう。

2) 可変性の判断

　次に、「可変性」です。では、可変性はどのように判断するのでしょうか。まず、いわゆるエビデンス（科学的根拠）です。エビデンスが確立していれば、すなわち、その効果が研究によって実証されていれば可変性が高いと言えます。ただし、エビデンスの確立した取組は多くあるわけではありませんので、国等が示した指針やガイドライン、先行事例なども参考になります。実際のデータはない場合でも、理論的に考えて効果があると思われるもの、さらには、あまりお勧めはしませんが、専門家の意見なども可変性を判断する材料にはなります。

第3章　計画策定と評価の基本

37

3) その他の要因

理論的には、「問題の大きさ」と「可変性」によって優先性が決まりますが、そう簡単ではありません。例えば、

①**緊急性**：緊急に対応しなければならない場合、十分なエビデンスがなくても、優先性が高まります。

②**国等の政策**：国等の政策は、必ずしも、問題が大きく、可変性が高い課題を対象にしているわけではありません。国等の方針でやらざるを得ない場合もあります。

③**補助金等の有無**：補助金があると実施しやすく、逆にないとやりにくくなります。問題が大きく、可変性が高いとわかっていても、自己財源で行わねばならない場合は、予算を取るために、意思決定者を説得したりするのは簡単ではありません。

④**意思決定者の意向**：政治家・議員などの意思決定者からの意向があれば、問題が小さくても、あるいは、可変性が低くても取り組まねばならないこともあるでしょう。政治的・政策的なパフォーマンスとして、取り組んでいることを見せないといけないこともあります。

⑤**専門家の意見**：偉い先生から言われればやらざるを得ないこともあるでしょう。

⑥**住民等の意向**：住民や加入者等の希望や意向も反映されることがあります。

このように、どの政策もそうですが、全てが理論的に決定され、実施されるわけではありません。逆に、理論的に優先順位が高くても、他の要因で取り組めないこともあります。特に、すでに行われている、一度始めてしまった事業や取組を見直したり、やめたりするのは簡単でありません。

データヘルス計画の場合、②国等の政策と③補助金等の有無が重要な要因となります。すなわち、特定健診・特定保健指導や糖尿病性腎症重症化予防など、国が推奨している事業、保険者努力支援制度の評価指標にある事業、ヘルスアップ事業の補助対象事業に関連した課題が優先性の高いものになります。

保険者での課題抽出の留意点

ここに注目！

保険者のデータ（例えば、KDBなど）を分析し、課題を抽出することが求められています。それはそれで重要なことですが、注意しなければいけないこともあります。

全国や各都道府県内などとの比較で課題を抽出することがあります。確かに、他との比較（相対的な）では、自保険者の課題はわかりますが、必ずしも、それが大きな課題とは言えません。相対的に問題が大きくても、もともとの（絶対的な）人数や割合が小さいものは、集団全体での問題は大きくありません。逆に、たとえ、他との比較で小さくても、人数や割合が大きければ、問題は大きくなります（例えば、高血圧の割合が他と比較して低いからと言って、高血圧が問題ではないとは言えない）。

また、特定健診などは、受診者に限定されたデータで、保険者全体を表しているわけではありません。特に、規模の小さな保険者では、変動が大きく、数値が安定しないこともあります。

こうした点に留意をしながら、各保険者のデータとともに、国や県等のデータや政策なども俯瞰しながら、課題を抽出する必要があります。

3 計画の全体像と策定の流れ

1) 計画の構造と全体像

　計画を策定する場合、出来上がりのイメージを持つことが大切です。どのような構造（目次）なのか、あるいは、どれくらいのボリュームかなど、計画策定のゴールを大まかでよいので考えておきます。

　計画（政策・事業）には、全体の「目的」（ゴール）があり、それを達成させるための下位の目的（＝小目的）があります。その下に、具体的な個別保健事業等がぶら下がります。例えば、データヘルス計画では、目的が「健康寿命の延伸や医療費の適正化」、小目的が「重症化予防」、個別保健事業が「糖尿病性腎症重症予防」、そして、具体的な取組として、「特定保健指導」、「受診勧奨」、「普及啓発」などとなります。

　図 3-3 に、データヘルス計画の構造の案を示しました。個別保健事業をそれぞれぶら下げてもよいですが、このように、事業をいくつかグループ化して、柱を作ると見栄えはよくなります。

図 3-3 データヘルス計画全体のイメージ

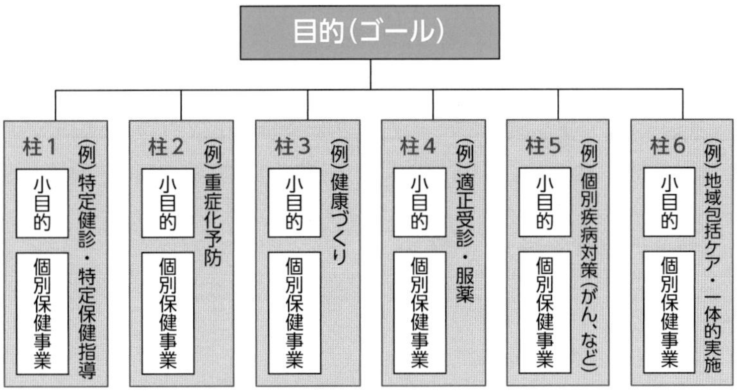

第3章 計画策定と評価の基本

2) 計画策定の方法：通常の方法

　計画策定の具体的な流れを 図 3-4 に示しました。これまで述べたように、データ分析、課題抽出（優先順位決定含む）、目的の設定、それを達成させるための小目的の設定、個別保健事業検討、そして、評価計画と流れます。

　図 3-5 には、一つの例として、糖尿病性腎症重症化予防を示しました。レセプトや特定健診のデータ分析をした結果、透析患者やその医療費が高く、その原因として糖尿病が多いため、これを予防することを目的に事業を計画するというものです。とても理にかなった、理想的な計画策定です。

図 3-4 通常の計画策定の流れ

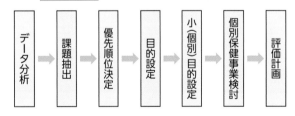

図 3-5 通常の計画策定の流れに基づく糖尿病性腎症重症化予防の計画立案

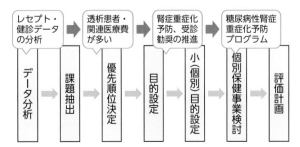

3）事業から逆方向に：さかのぼり法

しかし、計画策定はそうは簡単にはいきません。例えば、 図 3-6 のように、レセプトなどを分析すると、筋骨格系、精神疾患、消化器系などの傷病の医療費が高いことがわかります。そこで、これらの予防を目的または小目的に設定したとしても、具体的な事業がなかなか計画できません。優先順位での「可変性」にも関係しますが、仮に効果的かもし

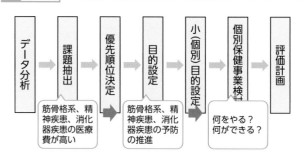

図 3-6 通常の計画策定の流れでのつまづき

れない取組があったとして、データヘルス計画の中でこうした傷病に対する取組を入れるのは簡単ではありません。データヘルス計画は主に生活習慣病を対象にしたものが中心になっているからです。

また、データヘルス計画では、保険者努力支援制度や補助金等で、取り組むべき事業がほぼ決められています。もちろん、保険者が独自の取組を行うことはできますが、既定の事業を行うことが現実的です。また、すでに事業が行われているのですから、一から（ゼロベースで）考える必要はないですし、一から考えると、かえって現在行っている事業との離齬が生じることもあるかもしれません。

そのようなときにお勧めなのが、事業から逆向きに計画を考える計画策定方法です。私は「さかのぼり法」と呼んでいます。これは、行うべき事業、つまり、流れでいうと右から左にさかのぼって計画を策定しようというものです。

具体的な流れは 図 3-7 に示しました。まず、事業を整理し、次に、それらの事業をいくつかの柱にまとめます。そして、設定した柱ごとに個別目的を設定します。その目的が必要となる課題を挙げ、課題の根拠となるデータは何かを考えます。

さかのぼり法のメリットは、大きく2つあります。まず、対策・事業が先にありきなので、データが対策に結びつき、分析結果と事業のつじつまが合います。次に、どのような分析結果を示せばよいのかわかるため、データ分析を効率的に行うことができます。

もちろん、デメリットもあります。例えば、現行の事業を追認するだけで、新しい事業が生まれず、また、本当の課題が放置され、その解決につながらないかもしれません。とはいえ、政策というのは、劇的に新規事業を行うことは稀ですし、こういう要領のよい計画策定の方法を習得することは、特に行政従事者にとって必要なことかもしれません。

2. 評価の基本

- データヘルス計画等において評価の重要性が高まっていますが、現場ではさまざまな課題があります。評価は一般的に「ストラクチャー」「プロセス」「アウトプット」「アウトカム」に区分され、それぞれに指標が設定されます。
- しかし、評価指標は多くあればよいわけではなく、事業ごとに1つあるいは少数の重要な指標（＝KPI）を設定することが望ましいとされます。
- 目標値（数値目標）は、できるだけSMARTの条件を満たすものが理想ですが、目標値の設定が困難な場合が少なくありません。
- ロジックモデルでは、評価の考えに基づき、事業の流れや指標を整理することが、評価計画を作る上で有用です。
- 共通指標の設定が進められていますが、現状把握のための指標なのか、事業評価のための指標なのかを整理する必要があります。ここでは事業評価のための指標例を提示しました。

1 評価に関する課題と対応

近年、行政のさまざまな分野で"評価"が重視されています。特定健診・特定保健指導を含めて、データヘルス計画においても、評価は事業目的が達成できたかどうか、そして、保険者努力支援制度等のインセンティブの点からも重要です。

しかし、評価についてはいくつかの課題があります。主なものを挙げると、

①評価の考え方はわかっても、自分たちで評価指標を考えて、設定するのは困難なことが多い。
②専門家間でも意見が統一しておらず、人によって評価の考え方や評価指標の設定方法に違いがある。
③指標の多くは保険者間で共通にもかかわらず、個々の保険者で指標の設定が求められている。
④実現不可能な目標値を設定しているため、適切な評価と見直しができない。
⑤評価やその指標を考えることに時間と労力が費やされ、具体的な事業を考えたり、実施したりする時間や労力が削られる。

これらに対する私なりの回答と解決策は以下の通りです（上記それぞれの番号にほぼ対応）。

①国の動向はしっかり確認しつつ、保険者は保険者の目線で指標を活用する。
②多くの指標ではなく、各事業で特に重要な指標（後述するKPIなど）を設定し、評価する。
③（今回こそ）達成不可能な目標値を設定するのはやめる。
④基本的な指標のセットは提示し（国、国保中央会、連合会等で）、各保険者は、それらを参考にして選択したり、追加したりする。
⑤評価（特に評価指標設定など）にかけている時間と労力を事業の具体的な内容の検討や実施に向ける。

このような課題と解決策はありますが、まずは、評価について基本的なことを理解しておく必要があります。

2 評価の4区分

データヘルス計画での保健事業を含めて、一般的に 表 3-1 に示すように4つの区分で評価されます。例えば、医療の質を評価する"ドナベディアン・モデル"では、「ストラクチャー」「プロセス」「アウトカム」の3つ、後述するロジックモデルでは一般的に5つに区分されており、異なる区分もありますが、基本的な考え方は同じです。

表 3-1 に示したように、アウトカムは最終的なゴール、保健事業では健康状態などを表すものが指標となります。アウトプットは、事業実施数、参加や受診などの実績が指標となります。プロセスは、さまざまなものが含まれますが、アウトプットやアウトカムに至るまでのさまざまな要素が評価の対象です。ストラクチャーは、いわゆる、"人、物、金"に加えて、連携体制なども含まれます。

現在、保健事業では、各事業で4つの区分ごとに指標を設け、目標値を設定することが求められる傾向にあります。また、1つの事業でも多くの指標が提示され、それらを測定することが勧められています。しかし、下記のコラムで示したように、その設定にはいろいろと課題があります。そこで、4区分での指標の考え方を理解した上で、各事業で、1つあるいは少数の重要な指標（いわゆるKPI）を設定して評価することが重要視されるようになってきました。そして、その次に、プロセスやストラクチャーの評価をして、成功要因や失敗要因を検討し、見直しや改善につなげるという流れがよいでしょう。

新しい指標の考え方については、「7 事業評価のための指標の新しい考え方」に記載します。

表 3-1 評価の4区分

区 分	概 要	指標の例
アウトカム（成果）	事業の目的や目標の達成度、または成果の数値目標を評価	肥満度や血液検査等の健診結果の変化、糖尿病等の生活習慣病の有病者・予備群、死亡率、要介護率、医療費の変化等
アウトプット（実績）	目的・目標の達成のために行われる事業の結果を評価	健診受診率、保健指導実施率、保健指導の継続率等
プロセス（過程）	事業の目的や目標の達成に向けた過程（手順）や活動状況を評価	情報収集、アセスメント、問題の分析、目標の設定、指導手段、保健指導実施者の態度、記録状況、対象者の満足度等
ストラクチャー（構造）	保健事業を実施するための仕組みや体制を評価	職員の体制、予算、施設・設備の状況、他機関との連携体制、社会資源の活用等

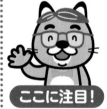

「健診受診率」はアウトプットか、アウトカムか？

ここに注目！

　「健診受診率」は4区分でいうとどれに当たるのでしょうか。表 3-1 で言えば、健診受診率はアウトプットに含まれます。では、「特定健診受診勧奨事業」での特定健診受診率はアウトプットなのでしょうか。むしろ、アウトカムの方が適切な気がします。

　つまり、アウトプットか、アウトカムかは、その事業の目的によるのです。「特定健診受診勧奨事業」の目的は特定健診受診率の向上ですから、特定健診受診率はアウトカムになります。一方、「特定健診・特定保健指導事業」の目的はメタボリックシンドロームの減少ですから、メタボリックシンドロームの割合がアウトカムで、健診受診率はその前のアウトプットになります。

　このように、一つの指標がアウトプットにもアウトカムにもなり得るのです。重要なのは、その事業の目的が何で、目的を達成させるための過程は何かを理解・整理しておくことです。

3 KPI

指標を多く設定しすぎると、かえって評価が困難となります。そこで、重要なのがKPI（Key Performance Indicator：重要業績評価指標）です。

KPIは、ビジネス界では一般的に使用されています。また、最近では、人事評価にも使用され、毎年の評価で、KPIを指標に設定して、評価したり、されたりしている人もいるのではないでしょうか。KPIとともに、KGI（Key Goal Indicator：重要目標達成指標）やKFS（Key Factor for Success：需要成功要因）という言葉も使用されます。最終的な目的を測定するのがKGIで、それを達成させる重要な要因がKFSで、KFSを指標としたものがKPIです。KGIは、その達成には時間がかかったり、測定するのが大変だったりするため、日常業務では、KPIを測定し、評価するのが一般的です。

KPIは、短期的に（できれば毎年）、比較的容易に把握できるもので、各事業で1つあるいは数個、設定することが望ましいとされます。4つの指標の区分で言えば、通常、アウトプットに相当するものを設定します。

冒頭の課題でも述べましたが、現場では評価指標の設定に苦慮しています。4つの区分ごとに指標を設定するのは大変です。そこで、各事業でのKPIを設定し、まずはそれを主な指標として評価していくのが現実的です。本書では、各事業において、KPIに相当する重要な指標の例を示しています。

4 目標値の設定方法

1) SMART

"目標値はSMART（スマート）に"と言われます。SMARTは、Specific（具体的）、Measurable（測定可能）、Achievable（達成可能）、Results-oriented（結果重視）、Time-bound（期限明確）を意味します。人によっては、Attainable（実現可能）、Appropriate（適切な）、Agree-upon（合意されている）、Relevant（適切な）、Realistic（現実的）、Timely（タイムリー）の意味で使用しています。

目標となる数値は、この条件に合うことが望ましいのです。例えば、特定健診・特定保健指導の指標である健診実施率や保健指導の実施率はSMARTでしょうか。これらは具体的で（計算方法も明確）、測定可能で、結果（アウトプットまたはアウトカムの指標）で、期限も決まっています。ただ、達成可能かどうかは疑問ですが、ほぼSMARTの条件をクリアしています。

SMARTの全ての条件を満たすのは難しいですが、できるだけ満たすような目標を設定するようにしましょう。

2) 数値目標の設定方法

具体的にどのような数値を目標に掲げるかは、簡単ではありません。特定健診・特定保健指導の実施率、後発（ジェネリック）医薬品普及割合など、国が掲げた目標値があれば、それらを参考として各保険者で目標を設定することができます。しかし、国等の示す目標値がないことも多くあります。

理想的には、エビデンス、つまり、科学的根拠をもとに設定するのがよいですが、そういうことは稀です。その場合は、国の示す目標値、全国や都道府県の平均値（平均値よりよくないのが

現状であれば)、あるいは、最もよい値(ベストプラクティス)などの外的基準が参考となります。あまり根拠はありませんが、理想、希望、専門家の意見などに基づく決め方もあります。また、経年的な推移から将来を推計した上で、事業の効果分を上乗せした値を設定することもできます。保険者努力支援制度の評価指標には、いくつかの具体的な数値が記載されていますので、それらが参考になります。各個別保健事業については、第4章に詳しく記載しています。

重要なのは、なんらかの説明がつき、皆で合意した目標値を設定することです。そして、それに向かって皆で努力し、評価し、必要に応じて、目標値を含めて見直しをしていくことです。根拠がないからと言って、目標値を設定せず、目標があいまいなまま進むことは避けます。

ただし、データヘルス計画の全体の目標とされるであろう健康寿命の延伸、QOLの向上、医療費の適正化等については、そもそも目標値の設定ができないものもあります。また、指標の定義が明確でないために、目標値が設定できないものもあるでしょう。あくまで、目標値の設定は"できるだけ"ということも頭に入れておきましょう。

5 ロジックモデル

評価を考えるのに役に立つのが、"ロジックモデル"です。ロジックモデルはビジネス界でもよく使用されています。

一般的なロジックモデルを 図 3-8 に示しました。左から、「資源/インプット」「活動/アクティビティ」「アウトプット」「アウトカム」「インパクト」と

図 3-8 ロジックモデル

・インプットから、アウトプット、アウトカムまでの流れを (論理的に) 図にしたもの

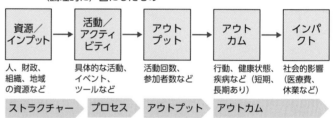

流れていきます。一般的な評価は4区分、ロジックモデルは5区分ですが、ほぼ同じです(区分の数が異なるロジックモデルもあります)。肝は、資源/インパクトあるいはストラクチャーからゴールであるアウトカムやインパクトまでの過程をロジックに(論理的に)整理することです。

保健事業でロジックモデルを考えるメリットは主に3つあります。第1に、その資源を使い、活動・事業を行えばアウトカムやインパクトにつながるか、期待どおりの成果が出るかを確認できることです。もし、左から右への線が引けない(論理的に結びつかない)場合は、資源を使い、活動・事業を行っても、成果に結びつく可能性が低いことになります。第2に、どんな指標を使い、いつ評価すればよいかがわかることです。各段階で指標を作ることができ、また、どれくらいの時間でそれが生じるかが整理できます。どの指標をいつ(1年後? 数年後? 10年後?)評価すればよいかがわかります。第3に、最後のアウトカムやインパクトを測定しなくても、それらとロジックに結びつくもの(アウトプットなど)を測定すればよいことになります。アウトカムやインパクトが変化するのは時間がかかります。そこで、その途中のアウトプットなどを測定すれば、近い将来、アウトカムやインパクトへの効果が期待できるのです。KPIに準じた考え方です。

例として、糖尿病性腎症重症化予防のロジックモデルを 図 3-9 と 図 3-10 に示しました。どの程度のエビデンスがあるかは議論がありますが、保健指導や受診勧奨から、生活習慣の改善や治療継続、そして、検査値の改善、腎機能悪化の予防、透析患者や関連医療費の適正化までは、ロジックに考えることができます。そして、それぞれに指標を設定することが可能です。インパ

クトである透析患者や関連医療費への影響までにはかなりの時間が必要ですが、生活習慣の改善、検査値の改善は比較的短期（1年や数年）に効果が表れるでしょう。したがって、保険者では、比較的短期に評価できるものを評価指標に設定し、評価していけばよいのです。

糖尿病性腎症重症化予防以外にも、特定健康診査・特定保健指導、受診勧奨、適正受診・服薬のロジックモデルも「第4章個別保健事業」の中で記載しています。それぞれ、最終的な目的まで多くの過程を経ており、評価が容易でないことがわかります。

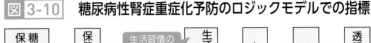

図 3-9　糖尿病性腎症重症化予防のロジックモデル

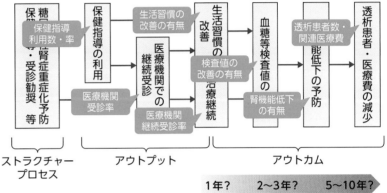

図 3-10　糖尿病性腎症重症化予防のロジックモデルでの指標

6 指標の標準化

データヘルス計画の "標準化"、特に指標の標準化が推奨され、「国民健康保険保健事業の実施計画（データヘルス計画）策定の手引き」（以下、「手引き」）においても、「すべての都道府県で設定することが望ましい指標（例）」と「地域の実情に応じて都道府県が設定する指標（例）」が示され、都道府県がこれらの指標を設定することが望ましいとされています。しかし、現時点では、示された標準的な指標（例）はかえって混乱を招いてしまうように思います。

データヘルス計画における指標は、大きく、現状把握や課題抽出のために把握する指標と事業評価のための指標に区分されます。「手引き」で提示されたものはそれが混在していることが、混乱の原因だと考えられます。しかも、KPIの推進が述べられているにも関わらず、指標の設定においてはその視点が含まれていません。都道府県は標準的な指標の設定に苦慮し、設定された指標に市区町村の保険者は振り回されるという事態が懸念されます。

現状把握や課題抽出の指標については、KDB等を活用すれば、十分すぎるくらいに把握できます。例えば、「地域の全体像の把握」や「健診・医療・介護データからみる地域の健康課題」の帳票には、現状把握のための指標がほぼ網羅されています。

事業評価のための指標については、以下の「7事業評価のための指標の新しい考え方」を参照してください。

7 事業評価のための指標の新しい考え方

これまで評価は、ストラクチャー、プロセス、アウトプット、アウトカムの4区分で行うこと

第3章 計画策定と評価の基本

が勧められてきました。しかし、これを理解し、その枠組みで評価するのは保険者にとっては難しいのが現状です。

　評価の指標を考えるのに、参考になるのががん検診です。がん検診は、保健事業として長い歴史があり、これまで多くの議論がなされてきました。地域でがん検診を評価する場合、がん検診受診率がほぼ唯一の指標として使用されます。これはアウトプットに相当します。がん検診の最終的な目的である、すなわちアウトカムであるがん死亡率の減少は、がん検診を実施する自治体等では一般には評価されることはありません。ただし、精度管理のためのいくつかの指標があります。

　がん検診の指標を参考にした新しい評価の枠組みを 表 3-2 に示しました。大きく、アウトプット指標（事業実績指標）、短期アウトカム指標（精度管理・効果検証指標）、中長期アウトカム指標（モニタリング指標）、それに加えて、費用分析指標です。

　各保険者は、アウトプット指標（事業実績指標）（＝KPI相当）をまず評価し、可能であれば、短期アウトカム指標（精度管理・効果検証指標）で事業の内容や効果を検証します。中長期的な効果として、中長期アウトカム指標（モニタリング指標）も見ていきますが、あくまで参考程度とします。年度ごとの見直しや改善で必要なのは、アウトプット指標（事業実績指標）、短期アウトカム指標（精度管理・効果検証指標）です。

　この枠組みに沿った事業ごとの指標案は「第2章　データヘルス計画の記載方法」および「第4章　個別保健事業」に示しています。あくまで案の段階で、さらに検討する必要はありますが、都道府県や国保連合会で共通指標を設定する時、あるいは、各保険者で指標を設定する時の参考にしてください。

表 3-2　事業評価のための指標の枠組み（案）

区　分	内　容
アウトプット指標 （事業実績指標）	KPIに相当。事業の実施状況（アウトプット）を評価するためのもの。
短期アウトカム指標 （精度管理・効果検証指標）	事業内容が上手くいっているかどうかを把握するもの。短期のアウトカム（もしくはプロセス）を評価するためのもの。
中長期アウトカム指標 （モニタリング指標）	KGIに相当。健康状態など、中長期のアウトカムを評価するためのもの。
費用分析指標	費用効果分析もしくは費用便益分析のための指標。

8 まとめ

　以上、評価の基本的な事項をまとめてみました。評価の考え方を理解して、評価の指標とその目標値を設定し、実際に評価するのは簡単ではありません。論理的に十分な指標や目標値が設定できなかったり、評価するための情報が集まらなかったり、評価結果を解釈するのが難しいのが現実です。でも、それもやらなければ、自分たちのやっていることの意味さえわからず、また、見直しもできません。もちろん論理的に完全な評価ができるわけではありませんが、評価はPDCAを回す上で欠かすことができません。できる範囲で評価に取り組んでみましょう。

3. 最終評価と次期計画策定　総論

- 令和5年度は、現行のデータヘルス計画および特定健診等実施計画の最終評価と次期計画策定を行う年度です。担当者にとっては、これまでの6年間の評価と今後の6年間を担う大きな仕事です。
- ここでは、評価と計画を連動させることに加えて、4つのしっかりポイントとして、「計画全体よりも個別保健事業をしっかりと」、「組織体制をしっかりと」、「保険者努力支援制度のポイントをしっかりと」、「長期的視点をしっかりと」を説明します。
- なお、データヘルス計画を進めるに当たっては、ポピュレーション・ヘルス・マネジメントの考え方が参考になります。

1 はじめに

　令和5年度は、さまざまな計画の策定の年度です。国や都道府県では、健康日本21、地域医療計画、医療費適正化計画などの策定が予定されています。そして、その中に第4期の特定健康診査等実施計画および第3期のデータヘルス計画の計画策定があります。

　新型コロナウイルスの蔓延などにより、世の中に大きな変化が余儀なくされています。デジタル化の進展、より厳しくなった財政など、データヘルス計画をめぐる環境も変化しています。特定健診・特定保健指導を含む予防や健康づくりには、公的な予算を使いながらも、その効果が見えにくいという指摘もあります。そのような背景のもとで保険者や自治体が計画の評価と策定を行う上での重要な点を述べます。

2 評価と計画策定の連動

　第2期データヘルス計画の評価と次期計画の策定を行うに当たり、まず、重要なのが、評価と計画策定を連動させることです。次期計画は、これまでの計画の評価と見直しのもとに策定されるものです。逆に言えば、きちんと評価し、見直しをすれば、自然と次の計画が出来上がるのです。ただし、そこに、追加の分析による新しい課題への取組、国全体の方向性との整合性などの要素を加える必要はあります。

　では、評価と計画策定が連動しないのはどのような場合なのでしょうか。具体的には、以下のような場合が考えられます。

①**担当者が別々である**：評価と計画策定の担当者が別々では連動しません。評価は専門職、計画策定は事務職などの場合もあるかもしれません。チームとして、評価と計画策定に取り組むことが大切です。

②**評価と計画策定のための体制・組織がない**：評価と計画策定は、さまざまな関係者を巻き込みながら、検討し、意思決定する必要があります。評価と計画策定を一つのテーブルの上で一緒に議論する場（委員会など）を設定しましょう。

③**分析を一から行う**：データ分析は必要ですが、すでに現行計画策定時にある程度は行っているはずですし、次の計画は現行計画の実績・成果等がもとになります。

④**業者に丸投げする**：委託業者は、データ分析は得意ですが、具体的な取組（ソリューション）の検討や今の計画の評価は不得手かもしれません。また、難しい分析結果の解釈は簡単ではありません。そうなると、評価（あるいはデータ分析）と計画がうまくつながりません。

⑤**時間がない**：これが一番重要かもしれません。時間がないと、評価と計画策定が別々に、あるいは、まずは計画策定からということになりがちです。早めに、特に評価から、取り掛かりましょう。

計画策定のイメージを 図3-11 に示しました。現行計画（第2期データヘルス計画および第3期特定健診等実施計画）をベースにして、現行計画の評価による見直し、データ分析による課題の洗い出し、新しい政策・方針等で課題や事業の追加などを行えば、次期計画は作成できるはずです。

図3-11　**次期計画は現行計画をベースに**

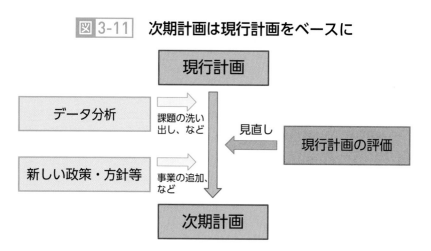

3 評価と計画策定のポイント

各論に入る前に、評価と計画策定の基本的な考え方を以下の4つのしっかりポイントにまとめました。

1）計画全体よりも個別保健事業をしっかりと

データヘルス計画では、健康寿命の延伸、医療費の適正化などが大きな目的として掲げられているのが一般的です。しかし、現在のデータヘルス計画の実施状況からは、保険者全体の健康状態あるいは医療費等への効果はあまり期待できません。もちろん、保険者全体あるいは計画全体の大きな目的を評価することは大切ではありますが、保険者単位では、個別保健事業に注力したほうがよいでしょう。個々の事業をしっかりと評価し、見直しを検討し、次の計画に活かします。

2）組織体制をしっかりと

データヘルス計画のための組織は保険者によってさまざまです。国保運営協議会のもと、しっかりとした委員会を作って推進しているところもあれば、担当者レベルでこぢんまりと進めているところもあるでしょう。データヘルス計画を進めるためには、行政内では衛生部門や介護部門、外部とは医師会、歯科医師会、薬剤師会、専門家（大学等）など、さらには、都道府県（保健所含む）、広域連合、国保連合会などと協働しなければなりません。

どのような組織を作るかは、保険者・自治体によりますし、組織を運営するのはそれなりに時間と労力が必要になります。それぞれの状況に応じて、体制を整えましょう。アイデアとしては、運営協議会のもと、小委員会やワーキングを設置し、行政内の関係者、医師会等から数名、可能ならば専門家（学識経験者）、管轄の保健所の担当者くらいで構成し、年に2～3回開催するのがよいのではないでしょうか。

3)　保険者努力支援制度のポイントをしっかりと

保険者努力支援制度のポイントの獲得は最終的な目的ではありませんが、成果の一つの目安となります。せっかくやるのであれば、もらえる補助金はもらったほうがよいでしょう。保険者努力支援制度のポイントの獲得状況、獲得できていないところなどを確認します。他の保険者との比較、他の保険者が獲得できているのに獲得できていないところのチェックは重要です。また、獲得できるにも関わらず、カウントされていないところもあるかもしれません。都道府県は、保険者ごとの獲得状況や都道府県全体の状況等を情報提供し、獲得のための支援を行うことが求められます。

各個別保健事業については、第4章で述べますが、データヘルス計画全体については、参考 3-1 に示しました。

4)　長期的視点をしっかりと

特定健診・特定保健指導はすでに15年、データヘルス計画も10年近く実施する中で、なかなか成果が見えず、実施率も伸びず、どうしたらよいか、行う価値はあるのかなど悩んでいる担当者も多いことでしょう。そこで重要なのは、医療保険者として長期的な視点を持ち取り組むことです。いろいろと変わる国の方針に右往左往することなく、医療保険者のこれからの役割や機能を考えながら、そして、自身の役割の発揮、能力の向上、キャリアアップ等を考えながら、前向きに取り組んでください。

4　ま と め

これからの医療保険者の役割や保健事業の位置付け、データヘルス計画の基盤となる考え方として、ポピュレーション・ヘルス・マネジメント（Population Health Management：PHM）があります（図3-12）。PHMは、保険者や自治体などが、対象集団全体の健康を管理する方法を示したものです。その過程は、データを分析し、対象者をリスクに応じて区分し、区分に応じてハイリスクアプローチからポピュレーションアプローチまでさまざまな方法でケアしていくものです。まさに、データヘルス計画はPHMそのものであると言えます。その方法論をしっかりと学び、実践していく知識、スキル、実践能力を身につけていきましょう。

第3章

計画策定と評価の基本

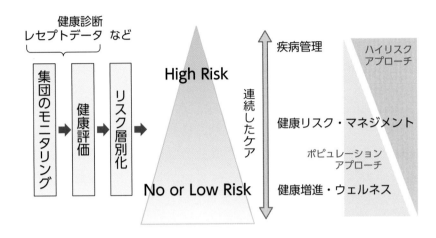

図 3-12 Population Health Management (PHM)

医療費の分析等に関する取組の実施状況に関する保険者努力支援制度の評価指標（令和5年度）

2 医療費の分析等に関する取組の実施状況

○データヘルス計画の実施状況（令和4年度の実施状況を評価）

評 価 指 標	配点
以下の基準を全て満たすデータヘルス計画の取組を実施している場合	
① データヘルス計画をホームページ等を通じて公表の上、これに基づき保健事業を実施している	10点
② データヘルス計画に係る個別の保健事業について、データヘルス計画の目標等を踏まえたアウトカム指標を設定の上、実施しており、事業の実施後も、そのアウトカム指標に基づき評価を行っている	
①及び②の取組に加え、以下の取組を実施している場合	
③ データヘルス計画に係る保健事業の実施・評価に当たり、都道府県（保健所含む。）から意見を求める場を設置している場合や都道府県（保健所含む。）へ助言を求めている場合	5点
④ データヘルス計画に係る保健事業の実施・評価に当たり、外部有識者として地域の医師会等の保健医療関係者等を構成員とする委員会または協議会等（国保連合会の支援評価委員会等）の助言を得ている場合	5点
⑤ KDB等各種データベースを活用し、データヘルス計画に係る保健事業の実施・評価に必要なデータ分析（医療費分析を含む。）を行い、分析結果に基づき、必要に応じて事業内容等の見直しを行っている場合	5点

（保国発0630第1号　令和4年6月30日通知より）

4. 計画全体の評価と計画策定

● データヘルス計画の全体、すなわち、保険者全体への効果の評価や、次期計画の全体の目的や目標の設定は容易ではありません。参加者等が限定されている現行の保健事業では、保険者全体への効果はさほど期待できないからです。

● とはいえ、計画に掲げられた目的や目標がどうなったかを可能な範囲で示すべきで、データの多くはKDB等を活用すれば入手可能です。次期計画の策定に当たっては、国の「手引き」等を参考にしながら、掲載すべき必要最小限のデータは何かを判断し、それ以上のデータは個々の保険者の状況に応じて利用するとよいでしょう。

● こうしたデータをもとに、大きな方向性と長期的な目的および下位目的を言語化し、それに対応した指標を設定し、個別保健事業との関係性を整理すれば、次期計画の骨格ができます。

● ここでは、計画全体の評価と計画策定について、ワークシート（評価用シート1など）の利用を含めて、概説します。

1 計画全体の評価

1）計画全体の評価の課題

　データヘルス計画は、レセプトや健診等のデータの分析をもとに、効果的な保健事業を行い、被保険者の健康の向上と医療費の適正化をはかることを目的としたものです。そこで、その最終的な目的である被保険者全体の健康水準や医療費および実施体制等について、当然評価しなければなりません。

　しかし、現時点の保健事業の実施状況を考えると、例えば、各個別事業への参加者等が限定され（人数が少ない）、また、計画の実行からまだ十分に期間が経っていないため、被保険者全体の健康水準や医療費への効果は大きくないことが想定されます。したがって、データヘルス計画の効果として、死亡率、平均余命・健康寿命、医療費や患者数等を指標として評価するのには無理があります。また、2020（令和2）年度からは新型コロナウイルスの蔓延により、受診行動や医療費に大きな変化が生じました。このように、保険者全体の健康水準や医療費は、保健事業等以外にもさまざまな要因の影響を受けますので、データヘルス計画の保健事業等の効果が、必ずしも反映されているわけではありません。

　一方で、最終的な目的として掲げているものについては、モニタリングしておく必要もあります。表 3-3 に主な指標を示しました。これらの指標は、国保データベースシステム（以下、KDB）などにより把握可能で、参考指標として経年変化等を観察しておくことが望ましいと考えられます。

第3章 計画策定と評価の基本

表 3-3　全体としての評価指標の例

指　標	データソースなど	備　考
健康寿命・平均自立期間	KDBにて	
医療費（総、傷病別）（一人当たり含む）	KDBにて 大分類、中分類、細小分類	特に生活習慣病に焦点を当てる
患者数（総、傷病別）（人口当たり含む）	KDBにて 大分類、中分類、細小分類	特に生活習慣病に焦点を当てる

（備考）
・年齢調整は国立保健医療科学院の提供するプログラムで算出できますが、一つの保険者での経年変化については年齢調整をしなくてもある程度比較は可能です（年による性・年齢構成がほぼ変わらないことが前提）。
・KDB以外でも算出することは可能ですが、算出手法が異なると経年比較できないことや分析の費用がかかること等を考慮すると、KDBを利用することが勧められます。

2）評価方法

　具体的な方法としては、まず、現行の計画の目的を確認することから始めます。記載されている計画全体の目的とそれに対応した指標を整理します。

　一般的に目的とされているのは、「健康寿命の延伸」「医療費の適正化」「生活習慣病による死亡の減少」「有病者の減少」「メタボリックシンドロームの減少」などです。それぞれに具体的な指標、指標を得るための指標（情報源）、（設定されていれば）目標値が記載されているのが理想です。そして、計画期間中の経年変化を可能な範囲で把握しましょう。

　整理するためのワークシートを示しました（評価用シート1）。この表が十分に記入できない、例えば、指標や目標値が記入されていない、経年変化がわからない、などの場合があります。その場合は、反省点として、次期計画に活かします。なお、計画全体の目的は、長期的なもの、あ

評価用シート1

計画全体の評価

1．計画全体の目的

2．計画全体の指標と評価

指標	策定時	指標の変化		評価	改善や悪化等の要因
		年　度			
		目標値			
		実測値			
		年　度			
		目標値			
		実測値			
		年　度			
		目標値			
		実測値			
		年　度			
		目標値			
		実測値			
		年　度			
		目標値			
		実測値			
		年　度			
		目標値			
		実測値			

※適宜、枠を追加すること

るいは、大きな方向性を示したもののため、目標値が設定しにくいことも多いので、目標値がない場合も許容できます。また、毎年のデータがないものもあるかもしれません。なお、この表をアップデートさせれば、次期計画の目的にそのまま活用できます。

　次に、指標の変化から改善や悪化の判断をして、その要因を検討します。保健事業以外にもさまざまな要因があり、確定的なことを述べることはできないでしょう。可能な範囲で検討します。

2 次期計画に向けたデータ分析と課題抽出

1）データ分析

　計画策定の一般的な流れは、目的の設定の前に、データ収集、データ分析、課題抽出、優先的な課題の決定などがあります。しかし、データ収集からスタートするのは時間がかかったり、抽

出した課題に対処する具体的な対策をとるのが難しかったりします。

「手引き」では、表 3-4 のように、健康・医療情報の分析において全体像の把握のために具体的なデータ等が示されています。さらに詳しく記載したものが表 3-5 です。そして、その多くは、KDBの帳票等で把握することも可能です。

なお、どの程度のデータを分析し、計画内に示すかは、各保険者の状況、例えば、分析できる人がいるか、委託する予算があるか、などによります。KDBの各種帳票、国立保健医療科学院提供のプログラムなど、さまざまなデータ源がありますので、可能な範囲で活用してください。今後、各都道府県から標準的な指標の一覧、データ分析を委託している保険者には委託先から分析結果などが提供されるでしょうから、うまく情報を整理して、進める必要があります。くれぐれもデータ（の海）に溺れないようにお気を付けください。

表 3-4　把握すべきデータとデータ分析の例（手引きより）

- 特定健診データ（質問票を含む）：性・年齢別受診率、各種検査項目の有所見率、既往歴、健康状態、生活習慣の状況など
- レセプトデータ：性・年齢別受療率、医療費の負担額が大きい疾患、将来的に医療費の負担が増大すると予測される疾患、重複・頻回の受診状況、重複服薬の状況等の傾向など
- 介護データ：介護給付費、要支援・要介護者の状況など
- その他の統計データ：健康寿命、平均寿命、年齢調整死亡率、加入者の状況など

表 3-5　データヘルス計画で利用・提示することができる主なデータ

データの種類	具体的内容	主なデータ	ポイントや留意点
加入者データ	国保等加入者（被保険者）の基本情報	・加入者数、基本属性（性・年齢階級別等）別数	健康状態の把握そのものではないが、基本的事項である。収納率などを含めてもよい。
特定健診・特定保健指導	特定健診・特定保健指導に関すること	・特定健診や特定保健指導の実施率 ・メタボ該当者の割合 ・主要な各検査項目の有所見者率 ・主要な問診項目（生活習慣等）	KDBでも一通りの集計が可能であるが、特定健診のデータから自分で集計することもできる。
レセプト（診療報酬明細書）	被保険者の受診の状況や医療費に関すること	・医療費：総医療費、傷病別医療費（高血圧、糖尿病、脂質異常症、脳血管疾患、心臓病、人工透析、など） ・患者数（受診数）：総患者数、傷病別医療費	データが多量で、複雑なため、分析や解釈は簡単ではない。KDBの帳票によりある程度の分析結果が示されており、加入者の状況を俯瞰するにはほぼ十分でもある。
介護保険	介護保険認定や利用に関すること	・介護認定率（推移含む） ・要介護となった原因	後期高齢者（75歳以上）も含む。データヘルス計画の中で直接的な活用は難しいが、要介護となった原因などは課題抽出の参考になる。
人口動態統計等	死亡等に関すること	・主な死因別死亡率 ・主な死因の割合 ・健康寿命（健康余命）・平均自立期間	市区町村が単位のため、加入者以外も含む。健康寿命（健康余命）や平均自立期間は、死亡と介護保険のデータを組み合わせて算出するため、加入者以外を含む。
その他	関連する予防・保健事業等に関すること	・がん検診、歯科健診等のデータ ・他の保健事業に関するデータ（インセンティブ、健康教育等）	衛生部門のデータであれば加入者以外も含む。

2) 課題抽出と優先性の決定

データ分析と前期計画の評価をもとに、健康課題を抽出し、その中の優先性を決定し、課題解決のための事業を検討あるいは紐づけをします。ここもなかなか難しい作業で、課題をいくつくらい挙げるか、優先性はどうやって決定するか、課題解決のための事業があるか、などの"つまずきポイント"はたくさんあります。

課題抽出と優先性の決定については、「第2章　データヘルス計画の記載方法」の「2. 現状の整理」と「第3章　計画策定と評価の基本」の「1. 計画策定の基本」に詳しく記載しました。

計画策定用シート1を使ってこの工程をまとめることができます。なお、本来ならば、優先性の後に「目的」があるとよいのですが、ここでは省略しています。目的はいったん保留とし、計画策定用シート2や個別保健事業の目的を検討した後に、立ち返る方がよいでしょう。

計画策定用シート1

課 題	優先性	課題解決のための事業案	課題の根拠（省略可）

課題の整理1　データ分析より

※適宜、枠を追加すること

3 次期計画の目的設定

計画策定用シート2を用いると、目的等を整理することができます。計画全体の大目的（ゴールと呼んでもよい）があり、それを達成させるための下位の目的が設定できます。例えば、大目的が「健康寿命の延伸」や「医療費適正化」などです。下位の目的が「重症化予防」「メタボ減少」「適正服薬・受診」のようなイメージです。「健康寿命の延伸」や「重症化予防」でもよいですが、「健康寿命を延伸させる」や「生活習慣病の重症化を予防する」と文章にしておくとよいでしょう。

次に、それぞれの目的を達成させるための個別保健事業を対応させておきます。それによって、大目的→下位目的（小目的）→個別保健事業という計画のロジックな（論理的な）流れができます。

理想的には、ここでそれぞれの目的に対応した指標を挙げます。ただし、指標を挙げるのは難しいことが多いので、このシートには含めていません。今後、個別保健事業を考える時に指標が明確になっていくでしょう。

最終的には計画策定用シート3のように、課題、優先性、目的、対応する事業、そして指標一覧表ができれば、計画全体の枠組がほぼ出来上がったと言えます。

計画策定用シート2

計画全体の整理1

1. 目 的

目 的	指 標

2. 下位目的　※必要に応じて追加すること

目 的	関連する個別保健事業

※適宜、枠を追加すること

計画策定用シート3

課題	優先性	根拠となるデータ	目的	個別保健事業	指標

計画全体のまとめ

※適宜、枠を追加すること

4 ま と め

　ここでは、計画全体の評価と、次期計画での課題抽出と目的設定について述べました。記述したように、現行のデータヘルス計画の事業が当初想定した計画全体の目的（健康寿命の延伸、医療費適正化など）に効果を示すことは考えにくいものの、目的や目標に掲げたことは見ておくべきですし、KDB等を活用すればそれが可能です。新たな計画策定には、データの収集や分析から課題を明らかにする過程を踏むのが理想ですが、それも容易ではありません。まずは、現行計画を可能な範囲で評価し、現行計画で十分でなかったことを反省点として、アップデートすることが次期計画の策定につながるでしょう。また、シートを使いながらステップを踏んで進めていきましょう。

第3章 計画策定と評価の基本

55

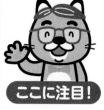

ロジックツリーによる目的の整理

　データヘルス計画の目的を階層的に整理することができます。最終的なゴール（大目的）は一般的に「健康寿命の延伸」と「医療費の適正化」ですが、それを達成させるための下位の目的（中目的）、さらにその下位の目的（小目的）と、階層的に考えていくことができます。そして、その小目的を達成させるのが個別保健事業という整理です。それを図にしたものが 図 3-13 です。これは、論理的に問題の原因を見つけたり、解決策を考えたりするときに使われる"ロジックツリー"と同じ考え方です。

　また、ロジックツリーとは逆向きになりますが、課題についても、多数挙がった課題を集約して、整理することができます。 図 3-14 はその例で、多くの課題を5つに集約しました。 図 3-14 の集約された課題と 図 3-13 の中目的を対応させれば、データヘルス計画の全体像がはっきりします。

図 3-13 　3つの階層に分けた目的と個別保健事業の整理

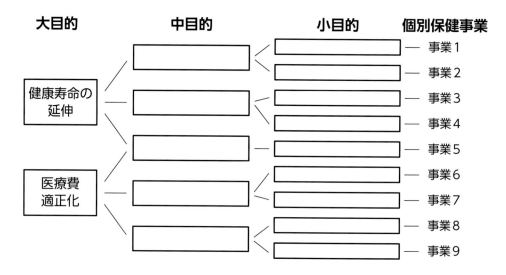

図 3-14 　多数挙がった課題を少数の課題に集約（5つに集約した例）

課　題	課題の集約
事業1 事業2 事業3	特定健診・保健事業の実績が伸びず、メタボリックシンドロームの減少も認められない。
事業4 事業5	高血圧、糖尿病等の生活習病の有病率や医療費が高い。
事業6 事業7	不健康な生活習慣を持つ人が多く、生活習慣病が多い背景となっている。
事業8 事業9 事業10	重複受診、多剤処方などの不適切と考えられる受診や処方が医療費を高める原因となっている。
・ ・ ・	後期高齢者を含めて、要介護やフレイルの割合が増加している。

5. 個別保健事業の評価と見直し

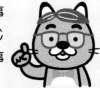

- 保険者にとって重要なのは、計画全体よりも個々の保健事業（個別保健事業）の評価と見直しで、一つひとつの事業をきちんと評価し、必要に応じて見直しをしていくことが大切です。その見直しが、次期計画における事業の計画に直結します。
- 個別保健事業では、まず、事業の背景、目的、目標、内容、これまで行ってきたことをきちんと整理することが第一歩です。そして、評価指標（アウトプットまたはアウトカム）の目標値（設定していれば）の達成の程度や推移から、事業の成功の可否を判断し、よかった点（成功要因）とよくなかった点（失敗要因）を検討し、見直しにつなげます。
- 重要なのは、今回の評価での課題（例えば、評価指標や目標値がないなど）を次期計画の策定の教訓にすることです。
- ここでは、ワークシート（評価用シート2）を使いながら、個別保健事業の評価と見直しの過程を概説します。

1 個別保健事業の評価と見直し

1) 個別保健事業の重要性

　計画全体の評価のところで、計画の全体あるいは保険者全体の評価を行うことが難しいことに触れました。そこで、保険者にとって重要なのは、個々の事業、すなわち、個別保健事業をしっかりと評価し、見直し、次の計画につなげることです。

　また、多くの保険者では、計画策定時に個別保健事業をしっかりと計画する余裕がなかったと思われ、計画での記載が不十分だったようです。その後、中間評価を含めて、徐々に個別保健事業をブラッシュアップしてきた保険者が多いのではないでしょうか。最終評価では、各事業について、この6年間の実施状況を振り返ってみます。

2) 評価する事業

　各保険者ではさまざまな事業が実施されています。中間評価では、全ての事業の評価と見直しが大変な場合は、保険者努力支援制度の対象となっている事業等を中心に評価・見直しを行うことを勧めました。しかし、最終評価においては、全事業の評価と見直しを行うことが原則となります。

2 具体的な手順

1) 事業のまとめ

　まず、各事業について、背景、目的、事業内容、評価指標およびその目標値などをまとめます。データヘルス計画では、データ分析の部分は詳細に記載されているものの、各事業の記載は十分にされていないことが多いようです。これまでを振り返り、事業内容を改めて整理してみましょう。

評価用シート2の1枚目（右図）の記入がこの過程になります。

現行計画できちんと記載されていれば、ここの記載は苦労しませんが、十分に記載されていないこともあります。埋めることができない場合は、背景、目的、具体的内容は、次期計画にも共通しますので、「第4章　個別保健事業」を参照してください。

評価指標や目標値も設定されていないこともあるでしょう。その場合は、"設定なし"でもよいですし、最終評価を機会に改めて設定してもよいでしょう。アウトカムとアウトプットの区別が難しいこともありますので、ここでは、区別せずに記入できるようにしています。プロセスやストラクチャーは少数の指標に限定することは難しいため、必ずしも設定する必要はありません。もし、すでに設定していたり、設定できそうであれば記入します。

年度別に目標値を設定している場合には、3枚目の「3. 評価と見直し・改善案」に記入できるようにしています。

2) 年度ごとの実施状況のまとめ

各事業について年度ごとに実施状況をまとめてみます。同じように継続している事業もあれば、毎年度、少しずつ、あるいは、大きく見直しして、新しいことを始めたものもあるでしょう。特に変更をした場合には、可能な範囲でその評価をすることが大切です。

評価用シート2の2枚目「2.　年度ごとの経緯」（右図）は過去の取組を整理するものです。実施記録、過去の担当者への聞き取りなどから、可能な範囲で記入しましょう。評価指標、目標値や実測値などを記入することもできます。

3) アウトカムとアウトプットの評価

評価の4区分については、「2.　評価の基本」で述べました。その中では、アウトカムとアウトプットが数値化しやすいこともあり、まずはアウトカムとアウトプットを評価します。いわゆるKPIに相当するものです。

評価方法を **表 3-6** に示しました。目標値が設定されている場合は目標値との比較を行います。年度別に目標値を設定している場合には、実測値とともに記入できるようにしています。目標値が設定されていない場合には、経年的変化を観察したり、他との比較を行ったり、あるいは、保険者努力支援制度の配点で示されている基準値を指標にすることもできます。

評価指標が未設定の場合、評価指標なしとして、次期計画時には指標を設定するようにしま

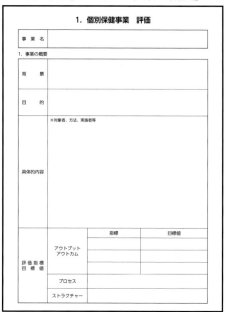

評価用シート2
「個別保健事業の評価」の1枚目
「事業名」と「1. 事業の概要」

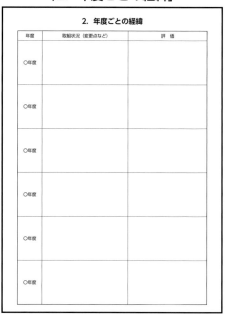

評価用シート2
「個別保健事業の評価」の2枚目
「2.　年度ごとの経緯」

表 3-6 アウトカムとアウトプットの評価の例

①目標値との比較（目標値がある場合）
②経年的変化の観察
③ベンチマーク：他（全国平均、都道府県平均など）との比較
④保険者努力支援制度の配点に準じて

す。つまり、評価指標がないことが課題で、評価指標を設定することが見直しの内容になります。

4) 事業全体の評価

アウトカムとアプトプットを把握したら、事業全体の評価を行います。表 3-7 に示したように、通常、(1)または(2)の方法で指標ごとに評価されることが多いのですが、一つの事業で複数のアウトカム指標やアウトプット指標が設定されることもあるため、指標ごと（指標判定）ではなく、事業全体での評価（総合評価）を試みます。一つの事業の中で、うまくいった点、うまくいかなかった点の両方があったりして、完全に白黒つけることはできません。しかし、今回の最終評価のように、事業の継続の有無を含めて評価する場合、事業全体でどうだったかを判断することも必要となります。

総合評価（表 3-7 の(3)）では、「うまくいった」から「まったくうまくいかなかった」の4段階と「わからない」での区分としました。その判断は必ずしも容易ではありませんし、主観も少なからず入ります。担当部署の他職員を交えた検討や、専門家の意見を聞くなどして、判断するとよいでしょう。また、評価そのものより、その後の見直しをどうするかが大切であるため、評価にはそれほどの厳密さは要求されないし、見直しのためには少し厳しく評価したほうがよいかもしれません。

表 3-7 評価方法の種類

	(1)ベースラインとの比較で	(2)目標値との比較で	(3)総合評価
判定区分	A　改善した B　変わらない C　悪化した D　評価困難	A　すでに目標を達成 B　目標は達成できなかったが、達成の可能性が高い C　目標の達成は難しいが、ある程度の効果はあった D　目標の達成は困難で、効果があったとは言えない E　評価困難	A　うまくいった B　まあうまくいった C　あまりうまくいかなかった D　まったくうまくいかなかった E　わからない
備　考	指標ごとの評価	指標ごとの評価が基本 目標値がない場合は困難	事業全体を評価

5) プロセスとストラクチャーの評価

アウトカムとアウトプットの評価では、うまくいった理由もうまくいかなかった理由もわかりません。そこで、プロセスおよびストラクチャーの評価を行うことで、うまくいった理由やうまくいかなかった理由を見つけることができます（できるかもしれません）。プロセス評価とスト

ラクチャー評価を通じて、成功した（うまくいった）要因と失敗した（うまくいかなかった）要因を検討しましょう。なお、一つの事業の中でも、うまくいった要因とうまくいかなかった要因の両方あることが一般的です。

　なお、アウトカムやアウトプットの評価において、対象者の検査値の変化を詳しく分析したり、属性別（性別、年齢別、地域別など）、月ごとの時系列、委託機関別のデータなどを算出したりすれば、問題点や見直しのポイントがわかることもあります。

　評価用シート2では、3枚目の中ほどにある「評価のまとめ」の欄に記入する事項です。

6）見直し・改善策の検討

　今回は最終評価ですので、継続しなくてよい（事業中止）という判断をする事業もあるかもしれません。それを含めて、「そのまま継続」「多少の見直し必要」「大きな見直し必要」「継続要検討」などを判断します。

　見直しや改善については、プロセスやストラクチャーの評価で問題となったこと、すなわち、うまくいかなかった理由から改善する方法を考えることになります。この時点では、実際にできるかどうかは考えず、案としてアイデアを出すことを重視します。担当者のみならず、できるだけ多くの関係者で検討したり、アイデアを出し合ったり、専門家に意見を求めたり、あるいは、好事例を参考にするのがよいでしょう。そして、その見直しと改善の案が、次期計画の事業計画につながるのです。評価用シート2では3枚目の「3．評価と見直し・改善案」（右図）に記載します。

3 事業評価一覧

　個別保健事業のそれぞれの評価が終了したら、「評価用シート2」の4枚目（右図）のように、一覧表にしておくとよいでしょう。これをほぼそのまま次期計画の一部として使用できます。

　なお、個別保健事業の評価をしてもらうと、特定健診・特定保健指導、糖尿病性腎症重症化予防などの一部の事業に限定されることが多いようです。これらの事業の優先性は高く、メリハリをつける必要はありますが、実施している事業全てを評価し、次期計画のための見直しを行うことが大切です。

**評価用シート2
「個別保健事業の評価」の3枚目
「3．評価と見直し・改善案」**

**評価用シート2
「個別保健事業の評価」の4枚目
「4．個別保健事業　まとめ」**

4 ま と め

　今回は、現行計画の評価を念頭にして説明をしました。次期計画が開始されて以降は、毎年度評価する必要があります。単年度用のワークシート「評価用シート3　個別保健事業の評価（単年度用）」（右図）を参照してください。このような形で、毎年度評価を行えば、PDCAサイクルを回すことができ、また、中間評価や最終評価を楽に行うことができるでしょう。

評価用シート3
個別保健事業の評価（単年度用）

第3章

計画策定と評価の基本

第4章
個別保健事業

1. 特定健康診査

- これまでの特定健康診査等実施計画からデータヘルス計画の中の事業の一つとなりましたが、保険者努力支援制度等の点からも、優先順位の高い事業であることは変わりありません。
- 保険者のさまざまな取組の結果、受診率は向上していますが、国の掲げた目標との間にはまだ開きがあります。やれることはやりつくした感もありますが、保険者間の受診率に差があることは、その取組の違いがあることを示唆します。
- 第4期の計画策定に当たっては、保険者努力支援制度で示されたいくつかの数値等から、実現可能性のある目標値を設定することが大切です。
- 受診率向上には絶対的な方法はなく、普及啓発、受診勧奨（コール）、未受診者への再勧奨（リコール）、健診内容の検討など、さまざまな取組を組合わせる必要があります。マーケティングの4P、利用者目線、行動プロセスマップが見直しの参考になるでしょう。

1 事業の概要と現状

特定健康診査（以下、特定健診）および特定保健指導は、「高齢者の医療の確保に関する法律」に基づく保険者の法定義務です。健診結果より、内臓脂肪の蓄積に起因する糖尿病等のリスクに応じて、専門職が個別に介入することで、対象者自らが健康状態を自覚し、生活習慣改善につなげることが目的です。令和6年度からの第4期において、国が定める市町村国保の特定健診受診率目標値は、60％以上（全国目標70％以上）です。また、保険者努力支援制度では、受診率に対する配点が高いため、まずは受診率を向上させるための取組に努める必要があります。その上で、メタボリックシンドローム該当者および予備群の減少も求められることから、本事業が対象者の行動変容や健康の向上に対して効果があるか、短期および中長期的に評価しなければなりません。

制度開始から15年経過し、受診率は徐々に向上はしていますが、目標値には及ばず、特に、国民健康保険全体では目標値の半分程度です（新型コロナの影響による低下もあり）。目標値の達成は、保険者の努力だけでは難しく、イノベーション（特に、国レベルで）が必要となっています。

なお、特定健診・特定保健指導の計画策定については「特定健康診査等実施計画作成の手引き（第4版）」も参照してください。

2 計画策定のポイント

1) 背景と目的

一般的に記載すべき内容を 表 4-1 に示しました。

背景には、国全体としての政策の背景や制度のこと、および自保険者のデータや状況などを記載するとよいでしょう。

目的としては、本事業を特定健診の受診勧奨事業と位置付ければ、受診率向上が目的となります。また、特定健診・特定保健指導全体では、メタボリックシンドロームさらには生活習慣病の

減少が目的となります。ここでは、受診率向上が本事業の第1の目的で、さらに、特定保健指導を含めた大きな目的としてメタボリックシンドロームや生活習慣病の予防があるという書き方をしています。

表 4-1 特定健康診査の背景と目的（例）

背景	・平成20年度より、脳血管疾患、心臓病、腎不全等の生活習慣病の原因となるメタボリックシンドロームを対象にした特定健康診査・特定保健指導が保険者に義務付けられた。 ・〇市でも、制度開始以降、特定健診等実施計画をもとに進められており、さまざまな取組を行ってきた。しかし、受診率は○○%（令和4年度）と国の目標（60%）を下回っており、さらに受診率の向上を図る必要がある。
目的	・メタボリックシンドロームおよびそれに伴う各種生活習慣病の予防を目指した特定健康診査・特定保健指導を進めるため、広報、受診勧奨・再勧奨等の取組を行うことで、特定健康診査の受診率の向上を目的とする。

2) これまでの取組

背景に記載することもできますが、より詳しく、受診率の推移、受診者の性・年齢構成などを図表で示してもよいでしょう。また、これまでの実施状況や見直しの内容を詳しく記載することもできます。

3) 実施内容

記載すべき実施内容の項目を 表 4-2 に示しました。どこまで細かく記載するかはそれぞれですが、2〜3ページくらいをめどに、関係者あるいは第三者が見て、ある程度内容がわかるように記載するとよいでしょう。

表 4-2 特定健康診査の実施内容の項目

項 目	記 載 内 容 等
対 象	特定健診の対象は40〜74歳の被保険者
実 施 機 関	集団の場合は時期と回数. 委託の場合は委託機関数など
健 診 項 目	一般的な検査項目、追加の検査項目など
費 用	自己負担額など
実施スケジュール	特定健診の実施期間、受診券の配布、広報、受診勧奨・再勧奨の時期など
広 報 活 動	時期、方法など
受診勧奨（コール）	受診勧奨の対象者、方法、時期など
受診再勧奨（リコール）	受診再勧奨の対象者、方法、時期など
健 診 デ ー タ 収 集	いわゆる"みなし健診"の方法
40 歳 未 満 の 健 診	対象者、実施方法、受診勧奨方法など

4) 評価指標

評価指標の例を 表 4-3 に示しました。KPIに相当する重要な指標は特定健診受診率です。なお、受診率は、受診勧奨事業では"アウトカム"になりますが、メタボリックシンドローム予防を目的とした特定健診・特定保健指導では"アウトプット"に位置付けられます（この点で、ア

第4章 個別保健事業

表 4-3 特定健康診査の評価指標の例

区　分	指　標	備　考
①KPI （主要アウトカム・ アウトプット指標）	・特定健診受診率	・全体の受診率に加えて、年齢階級別受診率（40～59歳など）、受診機会別（個別、集団）、みなし健診受診者数なども指標となる。 ・受診勧奨数・率（郵送数、架電率、通知率など）も指標となる。
②短期アウトカム指標 （精度管理・効果検証指標）	・受診勧奨・再勧奨者のうち受診者数・率	
③中長期アウトカム指標 （モニタリング指標）	・メタボ該当者・予備群 （保健指導対象者）割合 ・有所見者割合（腹囲、BMI、血圧、脂質、血糖） ・問診項目該当者割合	これらは特定健診・特定保健指導全体での指標である。
④費用分析	・受診者一人当たり受診勧奨費用（勧奨費用／受診者数）	

ウトカムやアウトプットを区分することはかえって混乱を招くかもしれません）。

全体の受診率に加えて、年齢階級別、健診機会別、医療機関別、月別等の受診率の把握が問題点の検討や取組の評価に役立ちます。受診勧奨（コール）・再勧奨（リコール）の評価はなかなか難しいのですが、勧奨した人数とその中からの受診者数がわかれば、効果検証に有効です。

プロセスとストラクチャーの指標はさまざまありますので、参考 4-1 を参照ください。しいて挙げるとすれば、プロセス評価としては、「受診勧奨（コール）と再勧奨（リコール）の適切さの検討」、「適切な受診勧奨者の把握」、ストラクチャー指標としては、「委託医療機関数」、「集団健診の実施回数」などがよいでしょう。

5) 目 標 値

問題となるのが、目標値の設定です。これまでの計画では、たとえ現状と大きな乖離があっても、最終的には国の目標値（市町村国保では60％、国保組合では70％）に合わせて設定している場合がほとんどでした。次期計画では、ある程度達成可能な数値目標を設定しましょう。

その際に、参考となるのが保険者努力支援制度で示されているいくつかの数値です。例えば、ポイントが減点される25％未満あるいは33％未満という数値があります。具体的な数値は年度にもよりますが、受診率が上位1割あるいは上位3割に入ることも目標となり得ます。また、前年度から3ポイントあるいは1.5ポイントの向上も目標値としてよいかもしれません（ 参考 4-2 を参照）。

3 推進のポイント

1) これまでの取組の振り返りと評価

特定健診が開始されてかなりの年月が経ち、各保険者では、これまでさまざまな取組が行われ、また、担当者も何人か異動になっているでしょう。いままで取り組んできたこととその成果をまとめることが大切です。

2) マーケティングの4P

参考 4-3 に、受診率向上のための主な取組として、マーケティングの4Pをもとにまとめました。これに基づき、見直しのポイントを以下に示します。

①Product：よい健診を

特定健診のProduct（商品）とは、健診の内容のことです。健診が魅力的であれば、受けようと思う人が増えます。例えば、検査項目（例：クレアチニン、尿酸、心電図など）を増やす、目新しい検査（例：血管年齢など）を加える、がん検診との同時実施、人間ドックとしての実施などです。

また、項目や検査だけでなく、結果の説明を詳しくしたり、健診当日に結果を返却したり、結果通知や利用券送付までを素早くするなど、お得感を高めることも効果的かもしれません。

②Price：安く、負担なく

Price（価格）は、健診の費用（直接的コスト）だけでなく、時間的あるいは精神的な負担（間接的なコスト）も含みます。これらのコストを減らすことで受診率の向上が期待されます。

健診の自己負担を少なくしたり、無料にしたりすることは多くの保険者で行われています。この際、単に自己負担額を記載するだけでなく、もともといくらのものがいくらになるのか、いくらの補助があるのかと記載した方がお得感が伝わります。また、多くの保険者や自治体で行われているポイント制などによる健康インセンティブも一定の効果が期待できます。

間接的なコストの削減としては、受診のための予約や手間を少なくすることがあります。大きな自治体では、数ある健診・医療機関から受診先を選ぶのも大変です。デジタル化の時代ですから、二次元コードなどを使い、スマートフォンでも簡単に予約できるような工夫は当たり前になるでしょう。

③Place：多くの機会で

健診の機会はできるだけ増やす方がよいでしょう。そのためには、集団健診の回数や委託機関の数を増やしたり、健診期間を延ばしたりすることが勧められます。

一方、健診期間をいたずらに延ばすことは、いわゆる"先延ばし効果"による受診抑制になるかもしれません。逆に、期間を短くすることで"限定効果"（早く受診しないと！）による受診率向上もあり得ます。

④Promotion：効果的な受診勧奨を

さまざまなメディアや方法を使って、広報したり、効果的な受診勧奨（コール）や未受診者への受診勧奨（リコール）を行ったりすることが求められます。

一般的な広報としては、自治体の広報誌やホームページ、マスメディアやポスターなどを使うことが基本となります。その上で、コールとリコールを戦略的に行いましょう。コールは、まず対象者全体に対して行う受診勧奨で、例えば、受診券とともに郵送するような健診の案内が一般的です。リコールは、その年度の未受診者に対して行う勧奨です。

コールとリコールともに、対象者、時期、内容（媒体や方法、文面など）を工夫する必要があります。リーフレット等の紙媒体では、わかりやすく、見やすく、とるべき行動が明確である、

などの観点があります。

⑤その他

参考 4-3 や 参考 4-4 の下段に、4P以外の内容を示しました。いわゆる"みなし健診"として、医療機関での検査や勤務先（アルバイト等）などでの健診結果などの提出も少なからず受診率を上げることができます。提出者や医療機関へのインセンティブをどうするかという問題もありますが、すでに医療機関での検査や他の健診を受けている人に改めて特定健診を受けてもらうよりは、みなし健診を勧めるのは総合的に考えてよいことだと思います。

3) 利用者目線、行動プロセス、ボトルネック

　自分が受ける立場になって、つまり、"利用者目線"で特定健診の流れを確認してみると、いろいろと問題がわかるかもしれません。受診勧奨通知がわかりにくかったり、予約や受診の手間が大変だったり、そもそも、健診そのものに魅力がなく、受けようとは思わないのかもしれません。

　その時に、受診までの行動を、細かく区分してみると、問題点や改善策がわかります。行動プロセス、あるいはカスタマージャーニーと呼ばれます。行動プロセスは、消費者の行動を旅（ジャーニー）に例えて、過程を整理したものです。図 4-1 に示したように、健診では、広報から受診に至るまで、さまざまなプロセス（過程）を経ます。そのプロセスに対して、提供者からいくつかのアクションがとられ、同時に、いろんな阻害要因があります。たくさんある阻害要因から特に重要な阻害要因は、"ボトルネック"と呼ばれます。ボトルネックを明らかにし、それを解消することが受診率を高めるための鍵です。

　最終評価と次期計画策定を機会に、利用者目線で、受診までのプロセスを細かく分析し、受診を阻害する要因、特にボトルネックを検討してみるのがよいでしょう。

図 4-1 特定健康診査受診の行動プロセス（カスタマージャーニー）

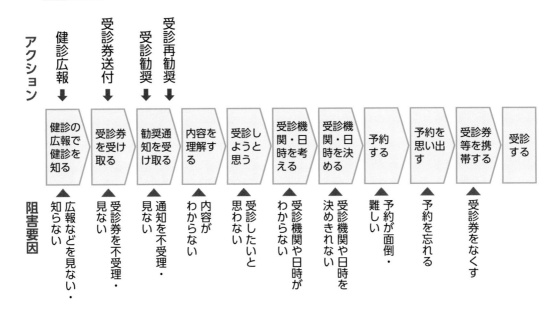

4 ま と め

　これをやれば、受診率が必ず大きく高くなる、ということは期待してはいけません。まず、必要なこと、当たり前のことをコツコツとちゃんとすることが大切です。やるべきことをやっているかどうか、例えば、**参考 4-4** のマーケティングの４P等に基づく特定健診に関する取組チェックリストなどを参考にしながら、取組の状況を確認し、不足している取組があれば、見直しをしましょう。

　その上で、他の保険者の好事例、新しく思いついたアイデアなどあれば、試みてみるのもよいでしょう。その時は、必ず、効果があったかどうかをなんらかの形で評価して、効果があると判断されれば継続し、効果がないと判断されれば継続しない、といった実施と見直しのサイクルを繰り返すことが大切です。

ここに注目！

ナッジは効果的か？

　最近、ナッジと行動経済学の保健事業等への応用が進んでいます。私もそれを推進している一人です。特定健診等においても、ナッジを応用した受診勧奨が行われるようになりました。それによって受診率が向上することが多いようですが、一方で、思ったより効果がなかったり、効果が継続しなかったりと課題も見えてきています。

　重要なのは、ナッジの活用による効果をできる限り検証すること、効果があった場合は、なぜ効果があったのか、効果がなかった場合には、なぜ効果がなかったのかを考えることです。また、ナッジとともに、メッセージや受診勧奨通知の基本的な作り方が重要だったりします。つい受けたくなる、受ける手間が少ない、など、受診のための"仕組み"を作るナッジの活用が求められています。詳しくは、以下を参考にしてください。

- ●ナッジを応用した保健事業実践BOOK（社会保険出版社／2023年9月発行）
- ●ナッジを応用した健康づくりガイドブック
  https://www.nudge-for-health.jp/2023/01/news197/
- ●受診勧奨通知作成マニュアル
  http://tcoeh.org/post-951

第4章　個別保健事業

参考 4-1　評価の４区分に沿った特定健康診査の評価指標（例）

区　分	指　標
アウトカム	・特定健診受診率 ・受診勧奨・再勧奨者のうち受診者数・率 （備考）メタボリックシンドローム該当者割合、有所見者割合などをアウトカムとすることもできる。また、全体の受診率に加えて、年齢階級別受診率（40〜59歳など）、受診機会別（個別、集団）、みなし健診受診者数なども指標となる。
アウトプット	・受診勧奨数・率（郵送数、架電率、通知率など）
プロセス	・特定健診対象者への通知（コール）の適切さ ・未受診者への通知（リコール）の適切さ ・適切な受診勧奨者の把握 ・他の健診（がん検診等）との効率化状況の把握 ・費用対効果の実施
ストラクチャー	・予算・人員 ・事業体制 ・委託医療機関数、集団健診実施回数 ・医療機関、健診機関、医師会等の連携状況 ・過去記録の活用状況

参考 4-2　保険者努力支援制度（令和５年度市町村分）

（1）特定健康診査の受診率（令和元年度の実績を評価）

評　価　指　標	配点
① 第三期特定健康診査等実施計画期間における目標値（60%）を達成している場合	50点
② ①の基準を達成し、かつ受診率が平成30年度以上の値となっている場合	20点
③ ①の基準は達成していないが、受診率が令和元年度の市町村規模別の自治体上位１割又は上位３割に当たる受診率を達成している場合 　10万人以上 　　○○%（令和元年度上位１割）　　○○%（令和元年度上位３割） 　5万人以上〜10万人未満 　　○○%（令和元年度上位１割）　　○○%（令和元年度上位３割） 　1万人以上〜5万人未満 　　○○%（令和元年度上位１割）　　○○%（令和元年度上位３割） 　3千人以上〜1万人未満 　　○○%（令和元年度上位１割）　　○○%（令和元年度上位３割） 　3千人未満 　　○○%（令和元年度上位１割）　　○○%（令和元年度上位３割）	上位１割 30点 又は 上位３割 20点
④ ③に該当し、かつ平成30年度の実績と比較し、受診率が3（1.5）ポイント以上向上している場合	35点 （25点）
⑤ ①及び③の基準は達成していないが、平成30年度の実績と比較し、受診率が3ポイント以上向上している場合	25点
⑥ ①、③及び⑤の基準は達成していないが、平成29年度の受診率から令和元年度の受診率が連続して向上している場合	10点
⑦ 受診率が25%以上33%未満の値となっている場合（⑤又は⑥の基準を達成している場合を除く。）	−15点
⑧ 受診率が25%未満の値となっている場合（⑤又は⑥の基準を達成している場合を除く。）	−30点
⑨ ①及び③の基準は満たさず、かつ平成29年度の受診率から令和元年度の受診率が連続して低下している場合	−15点

(2) 特定健診受診率向上の取組の実施状況（令和4年度の実施状況を評価）

評 価 指 標	配点
① 40〜50歳代が特定健診を受診しやすくなるよう、休日夜間の特定健診を実施している場合	10点
② 若い世代から健診への意識を高めるため、40歳未満を対象とした健診を実施し、かつ、40歳未満の被保険者に対し、健康意識の向上と健診等の実施率向上のための周知・啓発を行っている場合	10点
③ 40歳未満を対象とした健診実施後、健診結果において、生活習慣の改善が特に必要と認められる者に対して保健指導を行っている、かつ医療機関を受診する必要があると判断された者に対して医療機関の受診勧奨を行っている場合	10点

（保国発0630第1号　令和4年6月30日通知より）

※最新のものや留意点については、厚労省の通知などを参照すること。

参考 4-3 受診率向上のための主な取組：マーケティングの4P＋4P以外

	具 体 例	
4P		
Product （よい健診を）	健診の内容を充実させる ・健診項目を増やす ・がん検診との同時実施、人間ドックの実施 ・健診当日に結果を	・目新しい検査を加える ・結果の説明を詳しく ・結果通知や利用券送付までを素早く
Price （安く、負担なく）	負担を減らす ・自己負担を減らす（無料化） ・ポイント制などのインセンティブ	・予約の手間を少なく
Place （多くの機会で）	機会を増やす ・集団健診の回数や委託機関の数を増やす ・健診期間を延ばす	
Promotion （効果的な受診勧奨を）	普及啓発を工夫する ・自治体の広報誌やHP等で広報 ・マスメディア、イベント、ポスター等の活用 ・媒体を工夫し、わかりやすく、魅力的に 受診勧奨（コール）をしっかり行う ・受診勧奨の通知等の工夫 未受診者への受診再勧奨（リコール）をしっかり行う ・受診状況の把握 ・郵送や電話、訪問での勧奨（リコール）	
4P以外		
関係機関との連携	・医師会と連携を図り、医師の理解・協力を得る ・国保連合会の支援・評価委員会や大学等の専門家からの助言をもらう ・受診勧奨の委託する場合、意見交換や協議の場を設ける	
住民組織との協働	・既存の住民組織の協力を得る ・新しい組織を作る（健診推進員など）	
現状把握や調査・データ分析	・健診データを分析する ・未受診者等に対する調査を行う ・他の自治体・保険者と情報交換を行う	
その他	・医療機関での検査や職場での健診データを活用する（みなし健診） ・組織的な推進体制を構築する	

（成果につなげる特定健診・特定保健指導ガイドブック. 2014. 中央法規出版より改変）

第4章　個別保健事業

参考 4-4 マーケティングの4P等に基づく特定健診に関する取組チェックリスト

Product (よい健診を)	☐ 検査項目を増やしたり、目新しい検査を加えたりしている。 ☐ がん検診を同時に受けられるようにしている。 ☐ 人間ドックを推進し、そのデータを収集している。 ☐ 健診結果をわかりやすく伝える工夫をしたり、説明会を開催している。 ☐ 健診結果をできるだけ早く通知できるように工夫している。
Price (安く、負担なく)	☐ 自己負担を無料に（あるいは軽減）している。 ☐ 予約や受診の手間を減らすように工夫している。 ☐ ポイント制などのインセンティブがある。 ☐ 受診勧奨に当たり、お得感があるように工夫している。
Place (多くの機会で)	☐ 集団健診の回数や委託機関の数を増やしている。 ☐ 健診期間をできるだけ長くするようにしている。
Promotion (効果的な受診勧奨を)	☐ 行政の広報誌やHP等を使った情報提供を積極的に行っている。 ☐ マスメディア、イベント、ポスター等を使用した広報を積極的に行っている。 ☐ 受診勧奨や広報の内容を、わかりやすく、魅力的にするように工夫したり、見直したりしている。 ☐ 未受診者を把握し、郵送や電話、訪問での勧奨（リコール）をしている。
関係機関との連携	☐ 医師会等と連携を図り、医療機関や医師の理解を得るようにしている。 ☐ 国保連合会の支援・評価委員会や大学等の専門家からの助言を受けている。 ☐ 委託機関と意見交換や協議の場を設け、連携している。
住民組織との協働	☐ 既存の住民組織の協力を得ている。 ☐ 健診の受診勧奨等のために組織を作ったり、活用したりしている。
現状把握や 調査・データ分析	☐ 健診データを分析し、受診率向上や取組の評価等に活用している。 ☐ 未受診者等に対する調査を行っている。 ☐ 他の自治体・保険者と情報交換を行っている。
その他	☐ 医療機関での検査や職場の健診データを活用している（みなし健診）。 ☐ 受診率向上等のための組織的な推進体制を構築している。

2. 特定保健指導

- 特定健診の受診率と同様に、特定保健指導の実施率も目標値にはまだまだ達していません。実施率の向上に向けて、初回面接の分割実施、ICTの活用などが可能ですが、その活用もあまり進んでいません。
- 特定健診・特定保健指導の第4期から導入されるアウトカム評価をいかに活用するかが実施率を高める鍵となります（ただし、当面は混乱も予想されます）。また、利用勧奨のさらなる工夫、医療機関での特定保健指導実施の推進なども重要です。
- 評価としては、実施率が一番重要な指標となります（アウトプット）。特定保健指導利用者の保健指導前後の検査値等の変化、国の示す評価指標でもあるメタボリックシンドローム該当者・予備群の割合がアウトカム指標となります。目標値は、国の示す目標値に加えて、保険者努力支援制度の基準にあるいくつかの数値等を参考に、各保険者で達成可能性のある値を設定するのがよいでしょう。

1 事業の概要と現状

　特定健診・特定保健指導は保険者の法定義務で、健診結果より、内臓脂肪の蓄積に起因する糖尿病等のリスクに応じて、専門職が個別に介入することで、対象者自らが健康状態を自覚し、生活習慣改善につなげることを目的とします。

　国が定める市町村国保の特定保健指導の実施率（利用率、以下、実施率とする）の目標値は、60％（国保組合は70％）以上となっています。しかし、多くの保険者の実施率は、この数字に遠く及ばないのが実状です。実施率を高めるため、初回面接の分割実施、評価時期の短縮、ICTの活用など、特定保健指導の運用が柔軟に見直されています。しかし、それらの効果は実施率にはあまり現れていません。

　さらに、令和6年度から始まる次期計画からはアウトカム評価（腹囲2cm・体重2kg減）が導入されます。これまでと同様の保健指導の実施（プロセス評価）とともに、腹囲や体重の減少、生活習慣の改善によるポイントが加算されます。そのため、実施方法はより複雑となることが予想され、保険者等の取組や工夫がより成果に反映されることになるでしょう。

2 計画策定のポイント

1）背景と目的

　一般的に記載すべき内容を 表 4-4 に示しました。

　特定健康診査と同様に、背景には、国全体としての政策の背景や制度のこと、および自保険者のデータや状況などを記載するとよいでしょう。

　目的は、特定保健指導の実施率の向上、そして、メタボリックシンドローム（もしくは特定保健指導対象者）の減少です。さらには、各種生活習慣病の減少・予防、関連する医療費の適正化が長期の目的ですが、特定健診・特定保健指導だけではこれらを達成することは難しいため、本事業の目的としては、ここまでは記載しない方がよいでしょう。

第4章 個別保健事業

表 4-4	特定健診・特定保健指導の背景と目的（例）

背　景	・平成20年度より、脳血管疾患、心臓病、腎不全等の生活習慣病の原因となるメタボリックシンドロームを対象にした特定健康診査・特定保健指導が保険者に義務付けられた。特定保健指導は、特定健康診査の結果、特定保健指導が必要とされた者（積極的支援および動機付け支援）に対して、保健師等による指導を行い、メタボリックシンドロームの改善を図るものである。 ・○市でも、特定保健指導を進めているが、実施率は○○％（令和４年度）と国の目標（60％）を下回っている。また、メタボリックシンドローム該当者および予備群の割合の明らかな低下も認められていない。
目　的	・特定保健指導対象者に対して、特定保健指導（積極的支援および動機付け支援）を行うことで、メタボリックシンドロームの改善を図り、ひいては被保険者全体のメタボリックシンドロームおよび関連する生活習慣病を減少させることを目的とする。

2) これまでの取組

　背景に記載することもできますが、より詳しく、実施率の推移、指導レベル別の実施率、利用者の改善状況などを図表で示してもよいでしょう。また、これまでの実施状況や見直しの内容を詳しく記載することもできます。

3) 実施内容

　記載すべき実施内容の項目を 表 4-5 に示しました。どこまで細かく記載するかはそれぞれですが、2ページくらいをめどに、関係者あるいは第三者が見て、ある程度内容がわかるように記載することがよいでしょう。

表 4-5	特定保健指導の実施内容の項目

項　目	記　載　内　容　等
対　　　象	特定保健指導の対象として、階層化や保健指導レベルについて記載
実　施　機　関	直営、医療機関への委託、保健指導機関への委託など
保健指導の内容	どのような指導を誰が行うか、ICTの活用など
費　　　用	自己負担額など
実施スケジュール	利用券の発送、利用勧奨、指導開始や終了の時期など
利用勧奨・再勧奨	利用勧奨や再勧奨の対象者、方法、時期など

4) 評価指標

　評価指標の例を 表 4-6 に示しました。KPIに相当する重要な指標は特定保健指導実施率です。より細かく、健診当日の初回面接あるいは（実施している場合は）ICT保健指導の実施数（率）なども、利用率を上げるための参考となります。

　短期アウトカムとして、健診結果の1年間の変化から利用者の改善状況を把握することが大切です。特定保健指導の対象（積極的支援、動機付け支援）から、あるいはメタボリックシンドローム（該当者・予備群）から改善したかどうか、今回導入されるアウトカム評価をもとに腹囲2cm・体重2kg減を達成できたかを観察します。利用者のうち終了者の割合も特定保健指導の精度を見る指標としても適切です。

表 4-6 特定保健指導の評価指標の例

区　分	指　標	備　考
①KPI （主要アウトカム・ アウトプット指標）	・特定保健指導実施率	全体の実施率に加えて、指導レベル別実施率、健診当日の初回面接・ICT保健指導実施数（率）なども指標となる。 利用勧奨・再勧奨の数（率）の指標となる。
②短期アウトカム指標 （精度管理・ 効果検証指標）	・利用者の改善率（脱保健指導対象・脱メタボリックシンドローム） ・腹囲2cm・体重2kg減少者割合 ・終了率（終了者／利用者）	検査項目別に変化を観察してもよい。
③中長期アウトカム指標 （モニタリング指標）	・メタボリックシンドローム該当者・予備群（特定保健指導対象者）割合 ・有所見者割合（腹囲、BMI、血圧、脂質、血糖） ・問診項目該当者割合	これらの指標は特定健診・特定保健指導全体での指標である。
④費用分析	・指導一人当たり保健指導費用（積極的・動機付け別） ・指導一人当たり勧奨費用（勧奨費用／保健指導数）	体重1kg減少当たりの費用（一人当たり保健指導費用／利用者の平均減少体重）

　国も提示している指標であるメタボリックシンドローム該当者・予備群（あるいは特定保健指導対象者）は、保険者レベルでの評価指標になるかどうかは疑問です。減少率の基準となる平成20年度（2008年度）に比較して特定健診の受診率は約2倍となり、対象者の特性も変化していますので、平成20年度を基準とするのは科学的にはナンセンスです。よほど実施率が高いところを除けば、特定健診・特定保健指導が健診対象者全員のメタボリックシンドロームの割合に影響を与えるとは思えませんので、この指標は気にする必要はありません。

　プロセス指標やストラクチャー指標はさまざまありますので、参考 4-5 を参照してください。しいて挙げるとすれば、プロセス指標としては、「初回面接の分割実施の有無」、「特定保健指導の内容等の適切さの検討」、「利用者と実施者の満足度」、ストラクチャー指標としては、「連携会議の回数」、「委託医療機関数」、「集団健診の回数」がわかりやすくてよいでしょう。

5) 目標値

　特定健康診査の受診率と同様に問題となるのが、目標値の設定です。次期計画では、達成が難しい数値ではなく、ある程度達成可能な数値目標を設定することが望ましいと考えます。参考となるのが保険者努力支援制度でポイントが減点される基準である10％未満や15％未満です。また、具体的な数値は年度によりますが、上位3割も目標となり得ます。前年度から5ポイントの向上も目標にすることができます。

　メタボリックシンドロームの該当者および予備群の減少については、よほど特定保健指導の実施率が高い場合以外は、特定保健指導の効果が数値として現れることはないと考えられますので、論理的な数値目標を示すことは困難です。ありきたりに、次期計画期間を通じて25％減少、毎年度2または3ポイント以上の減少としておけばよいでしょう。

第4章 個別保健事業

3 推進のポイント

1）特定保健指導の流れの整理と問題点の把握

　特定保健指導の実施率を向上させるために、保険者はいろいろな工夫をしています。図 4-2 に、特定保健指導の流れとその中での見直しのポイントを挙げました。また、参考 4-6 に、事例の分析から得られた10のポイントを示しました。少し古い資料ですが、ほぼ同じことが言えます。参考 4-7 には、より細かい流れとして、特定健診でも使用した「行動プロセス（カスタマージャーニー）」を示しました。この流れの中で、利用者目線で問題があるところはどこか、特に、ボトルネックはどこか、見直すべきところがないか検討しましょう。まず、図 4-2 に沿って、ボトルネックになっている可能性が高い5つのポイントについて述べます。

①健診から初回面接まで

　特定健診から特定保健指導を利用するまで、かなりの時間を有し、健診受診から数か月後に利用券が届くこともあったようです。これでは、対象者の特定保健指導の参加へのモチベーションを高めることは難しいでしょう。利用までの期間を短縮するための工夫が必要です。

　健診の当日に結果を返却し、その場で対象者へ初回面接を行うのが理想です。初回面接の分割実施によって、それに近いことが可能となっています。

②利用勧奨・再勧奨

　特定健診と同様に、利用勧奨（コール）および再勧奨（リコール：対象者のうち未利用者への勧奨）を効果的に行うことが重要です。利用勧奨の機会や場はさまざまです。特定健診の案内とともに特定保健指導の案内（対象者かどうかは問わず）を送る、健診当日、医師による結果説明時、利用券送付時等に広報や案内を行う、などです。文書の送付だけでなく、電話や訪問による勧奨、もしくは、対象者のうち特定保健指導未利用者への再勧奨を行うことも可能です。

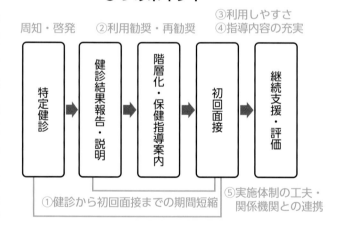

図 4-2　**特定保健指導の流れと見直しの5つのポイント**

　利用勧奨・再勧奨はまず文書で行うことが一般的ですが、内容がわかりにくかったり、文書の量が多かったりと、特定健診の受診勧奨・再勧奨とともにまだ見直しや工夫の余地があります。

③利用しやすさ

　利用しやすさ（利便性）は、利用者を増やし、継続させるためには重要な要素です。わかりやすくいうと、特定保健指導の実施場所と時間です。場所としては、保健センター、委託医療機関・健診機関、近隣の公民館、あるいは自宅（訪問）などが考えられます。時間としては、平日の夕方や夜間、土日や休日などが利便性は高くなります。ICTを用いた遠隔面接も利便性を高める手段の一つです。

④指導内容

　特定保健指導の内容によって、利用への動機、保健指導の継続率、あるいは、翌年度の利用が左右されます。特定保健指導に求めることは人それぞれで、厳しい指導を望む人もいれば、緩い指導を望む人もいますし、時間をかけた指導で満足する人もいれば、短い時間で済ませたい人もいます。あるいは、記録をしっかりつけたい人もいれば、そうでない人もいます。保健指導の実施者の力量が試されるところです。歩数計の配布やレンタル、魅力的な指導マテリアルの活用、ジムなどの利用、健康ポイントの付与など、お得感を高める内容にするのも効果的です。

⑤実施体制の工夫と関係機関との連携

　特定保健指導の実施率を高めるためには、医療機関、健診機関、医師会、アウトソーシング機関などと連携しながら、実施体制を整えることが必要です。

　実施率をさらに高めるために、地域の医療機関の協力は欠かせません。実施率を目標値に近づけるためには、医療機関でも特定保健指導を行うことが必要条件となるでしょう。特定保健指導の対象者以外にも、保健指導が必要な人（例えば、腹囲やBMIは基準以下でも他のリスクを持っている人など）にきちんと指導を実施するためにも、健診委託機関での結果説明とある程度の指導を行うことが理想です。特定健診を受けた医療機関で特定保健指導を行う体制が求められます。地域の医療機関、医師会と連携し、委託医療機関数を増やし、そうした医療機関の保健指導実施者に向けた研修会の開催も必要です。メタボリックシンドロームに特化した"特定"保健指導ではなく、"非特定"保健指導が重要になってきます。

　特定保健指導を専門とする機関等へ委託しているケースも多々あります。委託先と密に連携を図り、実施状況を把握し、時に実際の特定保健指導の場に同行するなどして、マネジメントを行わなければなりません。また、あらかじめ効果検証も行ってもらうよう契約をしておくとよいでしょう。

2）制度変更等の活用

　保健指導の実施率を高めるために、柔軟な対応等ができるように、制度の変更が行われています。こうした制度の変更等は積極的に活用しましょう。

①アウトカム評価

　令和6年度からアウトカム評価が導入され、腹囲2m・体重2kg減が達成できれば180ポイント獲得となり、それで特定保健指導が終了となります。これにより、特定保健指導のやり方が大きく変わり、実施率や効果が高まることも期待されます。現場、特に国保では、この制度変更をどのように活かしていくかはこれから検討され、先行事例も出てくるでしょう。

　例えば、腹囲2cm・体重2kg減が達成できれば早めに終了し、費用も安く、かつ、本人になんらかのインセンティブを与えるというのが一般的になるかもしれません（そういうサービスも始まっているようです）。インセンティブはあるし、人によっては憂鬱な保健指導も早めに終わるということで、特定保健指導の利用や減量へのモチベーションも高まるかもしれません。

②健診当日の初回面接・初回面接の分割実施、等

　平成30年度から、柔軟な運用として、健診当日の初回面接・初回面接の分割実施、3か月後の

評価、2年連続積極的支援の場合の動機付け支援の実施などが可能になっています。しかし、健診当日の初回面接の実施はなかなか進んでいないようです。委託健診機関等と連携しながら、是非進めていきましょう。また、それを進められるような仕組み（例えば、健診時の問診・指導用紙の作成など）が必要です。

③ICTの活用

新型コロナウイルスの蔓延以降、ICTを活用した遠隔の保健指導も広く行われるようになりました。国保では、高齢者も多いことから、どの程度活用できるか未知なところはありますが、デジタル化は世の中の流れですから、積極的に導入することが求められています。

3）その他

①データ分析と評価

特定保健指導の効果について、少なくとも利用者の健診結果の前後比較は行いましょう。また、利用者の特性（対象者のうちでどのような人が利用しているか）、医療機関別の対象者・利用者数（結果をもとに、対象者の多い医療機関へは個別に保健指導への協力を求めることもできる）などの把握が見直しに役立ちます。

②利用者の満足度調査

利用者の満足度は、プロセスとともにアウトカムとも言えます。利用者の満足度は、アンケート等で把握し、見直しの材料として活用するとよいでしょう。

③費用対効果

特定保健指導に関わる人でも、その費用がいくらなのか知らない場合が少なくありません。医療機関やアウトソーシング先との契約ではいくらになっているのか（一人当たりの額など）、あるいは、体重や腹囲の前後比較から、1kg（1cm）減当たりの費用なども計算できます。

4 まとめ

特定健診と同様に、特定保健指導の実施率を目標値に近づけることに保険者は苦労しています。また、本事業がメタボリックシンドロームの減少や医療費の適正化という当初の目的を達成できるのかという疑問もあるようです。しかし、事業が継続している以上、保険者としてできる限りの成果を上げることが大切です。そして、年に1度は健診を受け、それに応じて専門職から指導や助言を得るという当たり前のことを被保険者がしてくれる仕組みを作っていくことが大事なのではないでしょうか。

参考 4-5　特定保健指導の評価指標（例）

区　分	指　標
アウトカム	【短期】 ・利用者の改善割合（脱保健指導対象・脱メタボ） ・利用者の腹囲2cm減少・体重2kg減量者割合 ・利用者の生活習慣・検査値（特に体重・BMI）の改善割合・平均値の変化 【中長期】 ・メタボ該当者・予備群（特定保健指導対象者）割合 ・有所見者割合（腹囲、BMI、血圧、脂質、血糖） ・問診項目該当者割合
アウトプット	・実施数・率 ・参加数・率および継続率（中途脱落率） ・利用勧奨・再勧奨の数・率
プロセス	・初回面接の分割実施、ICTの活用等 ・アウトカム評価を考慮した指導方法の検討と導入 ・利用勧奨の方法や利用までの手順の適切さ ・特定保健指導の機会、時期、内容等の適切さ ・利用者と実施者の満足度 ・データ分析の実施の有無（利用者の検査値の前後比較、メタボ該当者率の経年変化など） ・費用対効果等の分析の実施の有無
ストラクチャー	・予算額、人員、体制 ・連携会議（行政内、医師会等）の回数 ・委託医療機関、委託業者（アウトソーシング機関）の数や連携の程度 ・集団健診の回数・予約可能数 ・教材や指導記録の有無 ・事業手順書・マニュアルの有無 ・特定保健指導実施者の研修

下線は重要な指標（KPI相当）

第4章 個別保健事業

参考 4-6　特定保健指導実施率向上に役立つ好事例集より10のポイント

①	特定保健指導対象者の特性を知る工夫：対象者の個人及び集団の特性を把握し、指導の幅を広げる。
②	特定健診・特定保健指導の実施体制の工夫：保険者と事業所の協力体制の強化。他の人材や社会の仕組みを生かして実施体制を整備する。
③	特定健診を受ける機会を増やす工夫：特定健診の受診者を増やし、特定保健指導の実行性を高める。
④	特定健診の結果への関心を喚起する工夫：特定健診を受けるだけではなく、その結果への関心を喚起する。
⑤	特定保健指導の利用を促す工夫：特定保健指導を利用しやすい環境をつくる（時間の確保、訪問型指導等）。
⑥	特定保健指導の実施上の工夫：途中で支援を中断しないようにするための工夫を行う。
⑦	特定保健指導を複数回受ける人等への工夫：数年にわたり対象者となる人等へ、支援の効果を高めるために独自の工夫を行う。
⑧	研修を通じた特定保健指導の質の向上：特定保健指導実施者の技術向上のために組織として研修体制を強化する。
⑨	他部門・外部組織との連携：直営の場合は担当部署以外の他部門との、委託の場合は委託機関など外部組織との連携が必要。
⑩	新たな取組：保険者によるさらなる充実に向けた取組を行う。

（特定保健指導実施率向上に役立つ好事例集．2014.日本公衆衛生協会より）

参考 4-7　特定保健指導利用の行動プロセス（カスタマージャーニー）

　健診結果の受理から、特定保健指導の利用まで、対象者の行動の流れを整理したもの。その流れの中での阻害要因、特に重要な要因（＝ボトルネック）を明らかにし、阻害要因を取り除く策を検討するとよい。

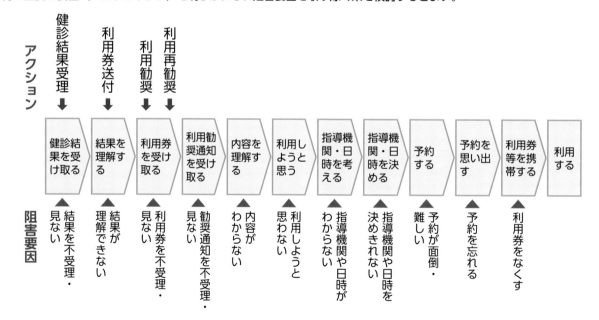

参考 4-8 保険者努力支援制度（令和5年度市町村分）

（2）特定保健指導の実施率（令和元年度の実績を評価）

評 価 指 標	配点
① 第三期特定健康診査等実施計画期間における目標値（60％）を達成している場合	50点
② ①の基準を達成し、かつ実施率が平成30年度以上の値となっている場合	20点
③ ①の基準は達成していないが、実施率が令和元年度の市町村規模別の自治体上位3割に当たる実施率を達成している場合	
10万人以上 　○○％（令和元年度上位3割） 5万人以上～10万人未満 　○○％（令和元年度上位3割） 1万人以上～5万人未満 　○○％（令和元年度上位3割） 3千人以上～1万人未満 　○○％（令和元年度上位3割） 3千人未満 　○○％（令和元年度上位3割）	20点
④ ③に該当し、かつ平成30年度の実績と比較し、実施率が5（3）ポイント以上向上している場合	35点 （25点）
⑤ ①及び③の基準は達成していないが、平成30年度の実績と比較し、実施率が5ポイント以上向上している場合	25点
⑥ ①、③及び⑤の基準は達成していないが、平成29年度の実施率から令和元年度の実施率が連続して向上している場合	10点
⑦ 実施率が10％以上15％未満の値となっている場合（⑤又は⑥の基準を達成している場合を除く。）	－15点
⑧ 実施率が10％未満の値となっている場合（⑤又は⑥の基準を達成している場合を除く。）	－30点
⑨ ①及び③の基準は満たさず、かつ平成29年度の実施率から令和元年度の実施率が連続して低下している場合	－15点

（3）メタボリックシンドローム該当者及び予備群の減少率（令和2年度の実績を評価）

評 価 指 標	配点
① 第三期特定健康診査等実施計画期間における目標値（25％）を達成している場合	40点
② ①の基準を達成している場合、減少率が令和元年度以上の値となっている場合	10点
③ ①の基準は達成していないが、減少率が全自治体の上位3割に当たる○○％を達成している場合	20点
④ ③の基準を達成し、かつ令和元年度の実績と比較し、減少率が2ポイント以上向上している場合	20点
⑤ ①及び③の基準は達成していないが、減少率が全自治体の上位5割に当たる○○％を達成している場合	15点
⑥ ⑤の基準を達成し、かつ令和元年度の実績と比較し、減少率が2ポイント以上向上している場合	20点
⑦ ①、③及び⑤の基準は達成していないが、令和元年度の実績と比較し、減少率が3ポイント以上向上している場合	20点

（保国発0630第1号　令和4年6月30日通知より）

※最新のものや留意点については、厚生労働省の通知などを参照すること。

第4章 個別保健事業

3. 糖尿病性腎症重症化予防

- 医療費が高額となる人工透析等の発生を減少させるため、主に糖尿病を原因とする慢性腎臓病（CKD）の重症化を予防することを目的とした事業です。
- 健診やレセプトの結果から対象者を抽出し、主治医と連携しながら、保健指導を行います。多くの保険者で実施されるようになったものの、参加者が少ない、医療機関との連携が難しい、効果がわかりにくい、などの課題があります。
- 指導利用者等の人数や割合、指導利用者の検査値等の改善が評価指標として適切でしょう。人工透析患者数や関連医療費なども指標として設定されることがありますが、長期的なアウトカム評価のため、事業評価には活用しにくいでしょう。
- 効果のある事業を実施するためには、国や都道府県のガイドライン等にのっとりつつ、各保険者の状況に応じた事業内容を考える必要があります。どの程度本気で取り組むのか、どのような内容にするか、保険者の判断・意思決定と実施能力が問われます。

1 事業の概要

　糖尿病性腎症重症化予防は、データヘルス計画の個別保健事業の主要な柱の一つとなっています。高額な医療費がかかる人工透析の原疾患として糖尿病が多くを占めることから、医療費適正化の点でも重要だからです。多くの保険者で本事業が行われるようになってきましたが、参加者が少なかったり、効果が見えなかったりと課題は多くあります。

　保険者努力支援制度の配点基準では、取組の有無とその内容が配点条件となっていますが、今のところアウトカムやアウトプットの数値の基準はありません。したがって、保険者努力支援制度に沿って、"行うこと"、そして、"参加者を増やすこと"が大切となります。事業の最終的なアウトカムは、人工透析移行の予防、人工透析の患者数や関連医療費の減少ですが、それらを評価するのは時間がかかり、保険者レベルでは困難です。したがって、まずは、短期的なアウトカムとして参加者の検査値等の改善を、アウトプットとして参加者数などを評価するのが現実的です。

　なお、「糖尿病性腎症重症化予防プログラム」（以下、「予防プログラム」）等でガイドラインが示されているものの、地域や保険者等により、利用できる資源等の状況がかなり異なるため、それぞれの地域や保険者に応じた方法が求められます。

2 計画策定のポイント

1）背景と目的

　一般的に記載すべき内容を 表 4-7 に示しました。

　背景としては、慢性腎臓病（以下、CKD）からの人工透析が医療費を高めていること、CKDの主な原因は糖尿病であること、国や都道府県として本事業を推進していることなどを記載します。当該保険者でのこれまでの取組の状況を記載してもよいでしょう。

　目的は、糖尿病性腎症のリスクの高い人に対して、医療機関への受診勧奨や保健指導等を行うことで、糖尿病および腎症の悪化を予防することです。結果的に、人工透析への移行の予防や医療費の適正化（削減）が期待されますが、目的にこれら（人工透析患者や医療費の減少など）を記載するかどうかは注意が必要です。長期的にはこれらの目的は達成されるかもしれませんが、保険者のレベルで、かつ、1年あるいは数年でこれらの目的を達成することは困難です。達成困難な目的（や目標値）を記載することは、自分で自分の首を絞めることにつながりますので、注意しましょう。個人的には 表 4-7 のように、保険者としての目的は、「対象者の重症化を予防すること」程度にとどめておくことをお勧めします。

表 4-7　糖尿病性腎症重症化予防の背景と目的（例）

背　景	・糖尿病等から生じる慢性腎臓病（CKD）による人工透析は高額の医療費となり、その予防は医療費適正化の観点から重要である。その観点から、国および県は、糖尿病性腎症重症化予防の標準的な手順を作成し、その推進を図っている。 ・本保険者でも、〇年から、糖尿病性腎症重症化予防の取組を進めている。
目　的	・国および県の標準的な手順に従い、糖尿病性腎症の悪化および慢性腎臓病（CKD）に進行する可能性のある者に対して医療機関への受診勧奨や保健指導等を行うことで、糖尿病性腎症の重症化を予防することを目的とする。

2）これまでの取組

　背景に記載することもできますが、より詳しく、実施率の推移、指導レベル別の実施率、利用者の改善状況などを図表で示してもよいでしょう。また、これまでの実施状況や見直しの内容を詳しく記載することもできます。

3）実施内容

　記載すべき実施内容の項目を 表 4-8 に示しました。どこまで細かく記載するかはそれぞれですが、1ページくらいをめどに、関係者あるいは第三者が見て、ある程度内容がわかるように記載するとよいでしょう。特に本事業は、特定健診・特定保健指導と異なり、保険者によって方法が異なることが予想されますので、実施方法等は少し詳しく記載するとよいでしょう。

表 4-8　糖尿病性腎症重症化予防の実施内容の項目

項　目	記　載　内　容　等
対　象	対象の基準、抽出方法など
実　施　方　法	通知方法、受診勧奨方法、保健指導の内容など
実　施　機　関	特に保健指導の実施機関など
費　用	自己負担など
実施スケジュール	対象者抽出、通知、指導の実施などの大まかなスケジュール
医師会等との連携	医師会との連携、主治医からの指示書などについて

第4章　個別保健事業

83

4) 評価指標

　評価指標の例を 表 4-9 に示しました。KPIに相当する重要な指標を、指導利用者数と実施率としました。本事業の最終目的である人工透析の患者数や関連医療費の減少には、かなり時間がかかります。したがって、短期での事業評価としては、指導や参加の人数を増やすことを第1の目的として設定しました。

　次に短期アウトカム指標として、「指導利用者のうち医療機関受診者割合」、「指導利用者の改善率（血糖、HbA1c）」、「指導利用者のHbA1c平均値」を設定しました。これらの指標は、事業がうまくいっているかどうかを判断するもので、いずれも1年間で評価することができます。医療機関受診者割合と指導利用者の改善率は高い方がよいことになります。指導利用者のHbA1c平均値は、どの程度重症の人が指導を受けているかをみるものです。軽症あるいは正常に近い人ではなく、指導が必要な中〜重症の人が受けているかを確認するものです。

　中長期のアウトカム指標として、「透析患者数・率」、「透析関連医療費」、「HbA1c 8.0%以上割合」、「HbA1c 8.0%以上のうち未治療者割合」としました。これらはすぐには（おそらくは、第3期データヘルス計画の6年間でさえ）成果として改善結果が出ることは難しいと思われますので、あくまで参考として把握（モニタリグ）するものと考えてください。8.0%は「手引き」にも示されている値ですが、6.5%も「手引き」には示されていますし、7.0%くらいの方がよいかもしれません。

　費用分析としては、指導一人当たりの費用を出すのがよいでしょう。この場合、指導そのものだけではなく、対象者の抽出や利用勧奨などにもかかった費用を全部入れておきます。

　プロセスとストラクチャーの指標はさまざまありますので、 参考 4-9 を参照してください。しいて設定するのであれば、プロセス指標としては、「対象者の選定基準、勧奨方法の適切さの検討と見直しの有無」、「指導利用者の満足度」、ストラクチャー指標としては、「実施機関や医師会との連携会議の回数」などがよいでしょう。

表 4-9 糖尿病性腎症重症化予防の評価指標の例

区　分	指　標	備　考
①KPI （主要アウトカム・アウトプット指標）	・指導利用者数 ・実施率（指導利用者数／対象者数）	
②短期アウトカム指標 （精度管理・効果検証指標）	・指導利用者のうち医療機関受診者割合 ・指導利用者の改善率（血糖、HbA1c） ・指導利用者のHbA1c平均値	指導利用者の指導前後の健診データから算出可能。 eGFRの改善率（低下の抑制）も指標にはなり得るが1年では評価が難しい。
③中長期アウトカム指標 （モニタリング指標）	・透析患者数・率 ・透析関連医療費 ・HbA1c 8.0%以上割合 ・HbA1c 8.0%以上のうち未治療者割合	8.0%ではなく、7.0%や6.5%でもよい。
④費用分析	・指導一人当たりの費用（事業費／指導利用者数）	費用には、保健指導だけではなく、対象者の抽出、通知などの費用も含む。

5) 目 標 値

　KPI相当の指導利用者数や実施率については目標値を設定することができます。これまで実施したことのある保険者は、過去の実績から指導利用者数を設定しましょう。特に他との比較は必要ありません。実施率もこれまでの実績を参考に設定できます。指導利用者数を増やすには、対象者数を増やせばよいのですが、いたずらに増やせば、軽症の人が多いとか、受けるべき人が指導を受けないことにもつながります。その点で、実施率は重要となります。

　短期アウトカム指標の目標値の設定は難しいですが、医療機関受診率と改善率は100％としてもよいかもしれません。HbA1cの平均値の目標値の設定は困難ですが、7.0％以上としておくこともよいでしょう。

　中長期アウトカム指標（モニタリング指標）や費用分析の指標の目標値設定にはほとんど意味はありませんので、設定してもしなくてもどちらもよいです。

3 推進のポイント

1）糖尿病重症化予防か、糖尿病性腎症重症化予防か？

　糖尿病性腎症重症化予防は、糖尿病を主要因とする腎症の重症化を予防することです。しかし、腎症とすると、対象者の選定、指導内容など、ハードルが上がります。であれば、事業の目的を、糖尿病の重症化を予防することにしてもよいかもしれません。もちろん、その中には腎機能の低下した人を含み、結果的に腎症の予防につながります。糖尿病重症化予防にすることで、対象者の選定や指導に伴うハードルはかなり低くなります。

　ここをある程度明確にしておかないと、事業の目的があいまいになることもあります。まずは関係者が議論して、糖尿病重症化予防と糖尿病性腎症重症化予防のどちらを重視するのか、どちらも重視するのか、その場合、どういう基準で抽出し、どういう内容にするのかを検討しておきます。

2）対象者の選定

　次に重要なのが、対象者の基準とその抽出方法です。基準は上記の糖尿病重症化予防なのか、糖尿病性腎症重症化予防なのかにもよります。「予防プログラム」などでも、基準は示されていますが、保険者の状況等によってなかなかうまく抽出できないことがあります。

①基準値

　対象者の基準については、血糖、HbA1c、尿蛋白、eGFRなど、糖代謝および腎機能の検査値、ならびに治療状況から設定します。「予防プログラム」等では、腎症のステージによる対象者を設定することが勧められていますが、eGFRを計算するための血清クレアチニン値が測定されていない場合、あるいは、eGFRの精度の問題もあり、腎症のステージを正確に把握することは簡単ではありません。また、レセプトでも腎症のステージを正確に判断することはできません。

　そうした状況では、HbA1cの値から対象者を抽出するのが一つの現実的な対応です。しかし、この場合の基準も容易ではなく、低く設定すると（例えば、6.5％以上）、対象者が多くなり、また、効果が見えにくいなどの問題があります。私見ですが、低くとも7.0％以上を基準とするなどして、重症な人を確実に拾い上げる方がよいでしょう。

できれば、特定健診のデータを分析し、HbA1cの分布、異なる基準値ごとの対象者数などを把握し、利用できるサービス量（人数のキャパ）などを考慮し、基準を検討します。基準の設定に当たっては、重症化予防ではかかりつけ医の理解と協力が不可欠ですから、必ず医師会等の意見を聞いておきます。

②対象者の抽出方法

対象者の抽出を業者に依頼している保険者も多いですが、KDBを用いれば、ある程度、自分たちで抽出することも可能になっています。

なお、対象者の選定においては、一部疾患（精神疾患やがんなど）を対象から外していることもありますが、その妥当性についての検討も必要です。私見としては、レセプトの傷病名の信頼性には問題があること、参加の可否は主治医の判断によることから、最初の時点で除く必要はないと考えています。

また、本事業の対象は、治療中の人が主となりますが、保健事業全体を考えた場合、治療を受けるべき人が適切に受診することが重要ですので、治療中に限定せず、未治療者への受診勧奨も含めるのがよいでしょう。

前年度のレセプトと健診結果から対象者を抽出して行っている保険者もあります（特に委託の場合）。この場合、健診後かなりの時間が経ってから保健指導や受診勧奨を行うことになり、保健指導や受診の率を高めることは難しくなります。

3）参加勧奨

本事業の参加者は必ずしも多くありませんので、参加勧奨の方法が重要となります。

一般的にリーフレット（紙媒体）の郵送による勧奨が行われています。しかし、その内容は、情報量が多すぎたり（あるいは少なすぎたり）、送られてきた理由やプログラムの目的がわかりにくかったりしていることが多いようです。現在使用しているリーフレット等を、担当者以外、一般住民、専門家等の意見を聞きながら、見直すことが必要です。

参加勧奨として、主治医からの勧めは有効です。抽出された対象者が多く通院している医療機関、糖尿病の専門医等に個別に相談すると、参加者を増やすことができるかもしれません。また、参加に当たり一般に必要とされる主治医からの指示書をより簡便にして、主治医の手間をとらせないようにする工夫も必要です。いずれにしても、医師会等の関係者とよく連携して事業を進めなければなりません。

4）指導内容

保険者としては、指導内容をきちんと把握しておく必要があります。特に委託の場合には、指導者、指導内容、スケジュールなどを把握し、必要に応じて、指導に同席するなどして、管理する責任があります。指導内容が適切かどうかの判断は簡単ではありませんが、検査値の変化などから効果の評価、専門家からの助言などを踏まえて、見直す必要があります。糖尿病性腎症重症化予防の指導内容が特定保健指導と同程度のものも見られますが、特に腎症予防の場合には、専門性の高い指導が必要で、そのためにはかなり高いスキルを持つ人材が必要です。

継続的かつ効果的な指導のためには、保健指導マニュアルを作成することが望ましいでしょう。その際、保健指導のフローチャートを作成し、対象に応じた指導ができるよう整理していく

ことが必要です。

5）ポピュレーションアプローチ

保険者努力支援制度では、保健衛生部門と連携した健康教育等のポピュレーションアプローチも基準となっています。連携をさらに進め、特に、重症化予防の対象者等が参加できたり、利用勧奨の一環として実施したりする工夫もよいでしょう。

6）医師会、医療機関等との連携

本事業は、医師会や医療機関等との連携が必要不可欠です。主治医の理解が得られない、事前に話をしていたはずなのに医師会から反対の声がある、などの課題を聞くこともあります。医師会や医療機関等と、対象者の抽出基準、指導方法などを相談しながら、事業計画を作りましょう。

なお、地域医療計画の5疾病6事業の一つに糖尿病があり、都道府県や二次医療圏の仕組み、あるいは地域の医師会によって糖尿病医療連携の仕組みができていることもあります。すでにある仕組みやネットワークを活用するのがよいでしょう。また、糖尿病専門医の把握も重要で、個別にこうした専門医からアドバイスをもらうこともできます。

7）データ管理や評価

対象者の抽出や評価のために、保険者内でデータを管理したり、分析したりできる体制を整えることが求められています。データの主な活用は以下の通りです。

①**対象者の把握や抽出**：事業の対象者がどれくらいいるのか、どのような対象なのか、基準を変えるとどうなるのか、などの分析は事業立案で重要です。また、具体的な抽出も各保険者でできると効率的です。KDBもそれらに対応しつつありますので、国保連合会と協力して進めてください。

②**短期的な評価**：プログラム前後の検査値の変化として、特定健診、医療機関や保健指導機関からのデータを収集し、評価することができます。少なくとも、利用者の健診結果の前後比較は行いましょう。

③**中長期的なフォローアップ**：本事業は、数か月や1、2年で効果が表れるものではなく、最終的な目的（透析患者や関連医療費の減少など）を評価するには、長期にわたるフォローが必要です。参加者を長期にわたりフォローするための情報管理体制が必要となります。例えば、事業参加者の登録制度を構築するなどですが、なかなか難しいのが現実です。

④**透析患者数、医療費等のモニタリング**：現在の実施状況を考えると（参加人数の限定など）、保険者全体の透析患者やそれに伴う医療費に影響が表れるのは難しいと考えます。しかしながら、本事業の目的、そして、KDB等でデータを得ることができることを考えれば、透析患者数（新規含む）やその医療費をモニタリングする必要性はあります。

8）予算と費用分析

費用については、本事業にかかる費用や参加者一人当たりの費用は把握しておきます。事業担当者でさえ、事業額を知らなかったり、他の事業とまとめているために事業額がわからなかったりすることもあるようです。保健指導だけでなく、データ分析、受診勧奨等を合わせると利用者

一人当たりにするとかなり高額になっていることもあります（例えば、一人当たり数10万円）。

　なお、いわゆる費用便益分析、すなわち、事業にかかった費用とそれによる削減額は現実的には算出は困難です。その意味でも、本事業の目的に、医療費の削減などの長期的なゴールを入れない方がよいかもしれません。

4 ま と め

　糖尿病性腎症重症化予防は、特定健診・特定保健指導に続き、データヘルスや保険者での医療費適正化等の柱または切り札として進められてきました。多くの保険者で実施されるようになった一方で、参加者が少ないことや成果が出にくいことから、その位置づけと優先性については少し風向きが変わってきた感があります。

　保険者にとって、将来、重篤な疾病に陥り、かつ、高額な医療費を使う可能性のある"ハイリスク者"を適切に管理していくこと（＝疾病管理）、そして、集団全体をリスクによって区分し、リスクに応じて対策をとること（＝Population Health Management）はますます重要になっていくでしょう。その中で、糖尿病および糖尿病性腎症は、最も重要な対象の一つです。しかし、現在のように、主治医等に代わり、保健指導そのものを行うことが保険者の役割なのかは検討の必要があります。対象者（患者）と医療機関の双方をどう"管理"していくかは、今後の保険者の役割を考える上でとても大切です。

参考 4-9 糖尿病性腎症等重症化予防に関する主な評価指標

区　分	指　　標
アウトカム	【短期】 ・指導利用者の血液検査等（HbA1c、他）のデータの変化（1～2年） ・指導利用者のうち医療機関受診者割合 【中長期】 ・特定健診受診者のうち、HbA1cが8.0％（あるいは7.0％や6.5％）以上の割合および未治療者の割合 ・人工透析（新規含む）患者数 ・透析関連（腎不全）の医療費（全医療費に占める割合含む）
アウトプット	・指導利用者数・率 ・勧奨数・率
プロセス	・対象者の選定基準の明確化（例：腎症病期・治療の有無・HbA1c・eGFRの値など）および見直し ・勧奨方法の適切さ（方法、時期、内容など）および見直し ・参加者の属性等（検査値、腎症ステージなど含む）の把握 ・保健指導マニュアルに基づく実施（対象者・病期にあった指導の実施の有無）およびその見直し ・参加者の次年度の健診受診状況と検査値等の把握（アウトカム評価の実施） ・利用者あるいは保健指導実施者の満足度
ストラクチャー	・予算、人員配置、事業委託の状況 ・医療機関や委託業者からのデータの収集と管理の体制 ・健診・レセプトデータの活用（現状の分析や対象数の把握の有無など） ・医師会・医療機関・かかりつけ医、委託機関等との連携・会議の回数 ・運営マニュアル、保健指導マニュアルの作成 ・費用分析の実施の有無 ・長期的なフォローの仕組みの有無

下線は重要な指標（KPI相当）

第4章

個別保健事業

参考 4-10 保険者努力支援制度（令和5年度）

3　生活習慣病の発症予防・重症化予防の取組の実施状況

（1）生活習慣病の発症予防・重症化予防の取組の実施状況（令和4年度の実施状況を評価）

評　価　指　標	配点
①　生活習慣病の発症予防や重症化予防の正しい理解促進のため、KDB 等データを用いて健康課題を抽出し、保健衛生部門と連携して、健康教育等のポピュレーションアプローチの取組を行っている場合	15点
②　生活習慣病の発症予防・重症化予防の取組において、検査結果（BMI、血圧、HbA1c 等）を確認し、アウトカム指標により評価している場合	15点
③　以下の基準を全て満たす糖尿病性腎症重症化予防の取組を実施している場合 ※取組方法については、受診勧奨、保健指導、受診勧奨と保健指導を一体化した取組等の中から地域の実情に応じ適切なものを選択する 　1　対象者の抽出基準が明確であること 　2　かかりつけ医と連携した取組であること 　3　保健指導を実施する場合には、専門職が取組に携わること 　4　事業の評価を実施すること 　5　取組の実施に当たり、地域の実情に応じて各都道府県の糖尿病対策推進会議等との連携（各都道府県による対応策の議論や取組内容の共有など）を図ること	5点
④　健診結果のみならず、レセプトの請求情報（薬剤や疾患名）も活用し、糖尿病性腎症対象者の概数を把握した上で、特定健診受診者で糖尿病基準に該当（糖尿病性腎症含む）するが医療機関未受診の者及び特定健診未受診者で過去に糖尿病治療歴があり現在治療中断している者を抽出し、受診勧奨を実施している場合	30点
⑤　禁煙を促す取組（セミナーや健康教室等）を実施している場合（特定健診・特定保健指導以外）	5点

（保国発0630第1号　令和4年6月30日通知より）

※最新のものや留意点については、厚生労働省の通知などを参照すること。

4. 医療機関受診勧奨（受診勧奨域者等に対して）

- 本事業は、健康診査で主に受診勧奨判定値（特に、血圧、血糖、脂質）に該当する人に対して、医療機関への受診を勧奨し、適切な治療に結び付けることを目的とします。
- 文書や電話など、さまざまな方法で実施されていますが、勧奨後に医療機関を受診する割合は高くありません。検査値異常の程度もさまざまのため、対象者をさらに階層化し、それに応じた勧奨やフォローを行うことが重要です。
- 評価は、勧奨後の医療機関受診状況が主要なアウトカムとなります。これは、レセプトで確認できるものの、指標や目標値の設定は容易ではありません。
- 健診後に必要に応じて医療機関を受診することは健康診断の基本的な目的で、健診の意義と結果、その後の必要な対応などをわかりやすく情報提供することは怠るべきではありません。

1 事業の概要

特定健診においては受診勧奨判定値が定められ、その基準を満たす人は医療機関への受診が望ましいとされています（参考 4-11）。保険者では、さまざまな方法で受診勧奨が行われ、受診につながったか、その結果として必要な治療を受けている人が増加したか、さらには健診での有所見者が減少したかを評価することが望ましいとされています。

受診勧奨判定値は、治療の必要性ではなく、あくまで、治療の必要性の有無を判断するために医療機関への受診が勧められる値です。そのため、この値を超えている人すべてが治療の対象ではないことに留意しなければなりません。

なお、健保を対象とした後期高齢者支援金加算・減算の基準には、要医療者の受診勧奨がありますが、現時点では国保を対象にした保険者努力支援制度において受診勧奨は、「3 生活習慣病の発症予防・重症化予防の取組の実施状況」の「(1) 生活習慣病の発症予防・重症化予防の取組の実施状況（令和4年度の実施状況を評価)」と「(2) 特定健診受診率向上の取組の実施状況（令和4年度の実施状況を評価)」の中に限定的に含まれている程度です（参考 4-14）。効果的・効率的に行うためには、特に高齢者の多い国保においては、いたずらに受診を勧めるのではなく、優先順位をつけての受診勧奨や重症化予防を行うことが適切です。

2 計画策定のポイント

1）背景と目的

一般的に記載すべき内容を 表 4-10 に示しました。

背景は、高血圧、脂質異常症、糖尿病等が重篤な循環器疾患（脳血管疾患、心臓病等）のリスクであること、それらを早期発見し、治療し、生活習慣を改善することが循環器疾患の予防につながることを記載します。当該自治体や保険者でのデータ分析や実施状況のまとめを記載することもできます。

第4章

個別保健事業

目的は、必要な人に対して受診勧奨を行い、医療機関の受診と治療に結び付けることです。その結果として、重症化が予防でき、有所見者、有病者、さらには、循環器疾患の減少が期待されます。ただし、有所見・有病・循環器疾患の減少のためには、かなり効果的な事業をかなり長い時間行わないと成果は生じないでしょうから、どこまで目的に記載するかは注意が必要です。

表 4-10　医療機関受診勧奨の背景と目的（例）

背景	・高血圧、脂質異常症、糖尿病等を放置することで、脳血管疾患や心臓病等の循環器疾患を発症する可能性が高まる。これらは特定健康診査等により早期に発見することができ、必要に応じて医療機関の受診や治療、および生活習慣の改善により、重症化を予防することが可能である。 ・〇市でのレセプトの分析の結果、高血圧、脂質異常症、糖尿病の患者数は他の疾病に比較して有病者が多く、かつ増加している。また、これらの病気の医療費は全体のうち多くを占める。 ・〇市では、特定健診および若年者健診の結果を個人に報告書として返却するとともに、糖尿病性腎症重症化予防事業に加えて、高血圧や脂質異常症の有所見者には受診勧奨と保健指導を行っている。
目的	・循環器疾患の予防、高血圧や脂質異常症等の生活習慣病の有病率の低下を目指して、特定健康診査等の結果をもとに結果通知、受診勧奨、保健指導により、医療機関の受診が必要な人を受診および治療に結び付けることを目的とする。

2）実施内容

記載すべき実施内容の項目を 表 4-11 に示しました。

対象となる検査項目を高血圧と脂質異常症などに絞るかどうか、基準値は一般的な受診勧奨値に準じるのか、独自に設定するのか、など、いくつかの選択肢があります。また、レセプトと突合させて、医療機関を受診していない人のみを対象にしたり、"治療中断者"を対象にしたりすることもできます。実施年度によって異なるかもしれませんが、大きな方針は立てておきましょう。

受診勧奨の方法も、書面、電話、訪問など、いくつかの選択肢があります。書面での通知だけにするのか、個別の保健指導まで行うのか、一定期間後に受診していない場合は再勧奨を行うかなど、事業の方法はさまざまです。

表 4-11　医療機関受診勧奨の実施内容の項目

項　目	記　載　内　容　等
対　　　象	対象となる項目と基準値、想定される人数など
実　施　者	受診勧奨や保健指導の実施者、委託の場合はその旨記載
受診勧奨の方法	受診勧奨の方法（書面、電話、訪問など）、受診勧奨のマテリアルの概要、など
保健指導の内容	保健指導や訪問指導を行う場合には、その内容を記載
再　勧　奨	未受診の人にさらに受診勧奨を行う場合には、その内容を記載
実施スケジュール	対象者の抽出、勧奨、保健指導、評価等の時期を記載

3）評価指標

評価指標の例を 表 4-12 に示しました。

KPI相当の重要な指標を、「勧奨者数・率」と「実施率（指導利用者数／対象者数）」としました。対象者全員に通知を行った場合、前者は100％になります。後者は、対象者のうち、指導を利用した人の割合です。

受診勧奨の目的は、必要な人が医療機関を受診し、さらに治療が必要な人が治療を受けることです。したがって、勧奨・指導対象者のうちの医療機関の受診者の割合がアウトカム（短期）に

表 4-12　医療機関受診勧奨の評価指標の例

区　分	指　標	備　考
①KPI （主要アウトカム・アウトプット指標）	・勧奨者数・率 ・実施率（指導利用者数／対象者数）	対象者のうち勧奨数は通常100％になる。保健指導を行う場合は、対象者のうち利用者の割合を算出
②短期アウトカム指標（精度管理・効果検証指標）	・勧奨者・指導者のうち医療機関受診者割合	一定の期間を設け、レセプトにて確認
③中長期アウトカム指標（モニタリング指標）	・要医療者のうち未治療者割合 ・健診における有所見者の割合	有所見者の項目と判定は、受診勧奨判定値などを参考に
④費用分析	・指導一人当たり費用（事業費／指導利用者数）	勧奨一人当たり費用でも可

なります。その場合、勧奨・指導からどれくらいの期間の受診を観察するのか、どうやって算出するのかも決めておく必要があります。保険者内で行うか、委託業者に依頼するか悩むところです。

中長期的には、受診勧奨判定値以上もしくは治療が必要な値の人のうちの未治療の割合が低下することが予想されますので、その割合を中長期のアウトカムに設定しました。さらには、健診での有所見率の低下も起こるかもしれません。

費用分析では、指導一人当たり費用（事業費／指導利用者数）を指標に設定してみました。勧奨のみで指導を行っていない場合には、勧奨一人当たりの費用も指標となり得ます。

プロセスとストラクチャーの指標はさまざまありますので、参考 4-12 を参照してください。しいて設定するのであれば、プロセス指標としては、「受診勧奨の方法の適切さとその検討」、ストラクチャー指標としては、「医師会や医療機関との連携・会議数」などがよいでしょう。

4) 目 標 値

KPIに相当するとした「勧奨者率」は100％（＝対象者全員に勧奨する）としてもよいでしょう。実施率は指導が必要な人のうち指導を利用した人の割合ですが、具体的な数値目標は、これまでの業績などを参考に設定するしかありません。

短期アウトカム指標の「勧奨者・指導者のうち医療機関受診者割合」はとても重要ですが、数値目標の設定は簡単ではありません。医療機関の受診は健診後のレセプトにより把握は可能ですが、対象とする期間（例えば、健診後何か月か）、傷病名（例えば、疾病コードは）などによって数値は大きく変わります。現時点では、標準的な指標はありませんので、各保険者で指標を定義しなければなりません。なお、全国健康保険協会（協会けんぽ）では、「受診勧奨後3か月以内に医療機関を受診した人の割合」を指標として、目標値を13.1％以上と設定しています（令和5年度）。

中長期アウトカム指標である「要医療者のうち未治療者割合」や「健診における有所見者の割合」は、具体的な目標値の設定は困難です。ただし、指標に設定した場合、具体的な算出の仕方はきちんと決めておきましょう。例えば、受診勧奨判定値を基準に要医療者や有所見者を定義するなどです。

第4章　個別保健事業

3 推進のポイント

1）受診勧奨対象者

　受診勧奨判定値は要治療ではなく、あくまで、治療が必要かどうかを含めて、医療機関にて判断をしてもらう必要がある値のことです。したがって、医療機関にて厳密なコントロールが必要な人から、経過観察の人まで重症度の異なる人が含まれます。より効果的、効率的に受診勧奨を行うためには、対象者を階層化したり、優先順位をつけたりして、受診勧奨する必要があります。

　検査項目については、一般的に血圧、血糖（HbA1c含む）、脂質が主ですが、肝機能、腎機能（eGFR）、尿酸なども対象になります。項目を増やすのは悪いことではないですが、フォローが難しくなる場合があり、特定健診の主な目的がメタボリックシンドロームの減少を通じた循環器疾患の予防であることを考えると、血圧、血糖、脂質に重点を置くこともよいでしょう。なお、血糖については、糖尿病性腎症重症化予防と重複するので、対象や方法を整理する必要があります。

　なお、東京都国民健康保険団体連合会の保健事業支援評価委員会では、受診勧奨の対象者をさらに階層化して、フォロー方法を変えることを推奨しています（ 参考 4-13 ）。

　先に述べたように、レセプト情報と合わせて、医療機関を受診していない人のみを対象にしたり、"治療中断者"を対象にしたりすることもできますし、実際にそのようにしている保険者も少なくありません。保険者努力支援制度では、糖尿病ではそうした記載があります。ただ、抽出は簡単ではありませんし、そもそも受診勧奨後の受診率が低い中で、手間と予算をかけて実施する意味はあまりないかもしれません。

2）受診勧奨の方法

　受診勧奨の時期、リーフレット（勧奨媒体）の内容などを吟味する必要があります。時期については、健診後できるだけ早めの勧奨が望ましく、レセプトと突合することなく、健診の結果（問診含む）からの対象者を抽出するとよいでしょう。リーフレット（勧奨媒体）は、対象者にわかりやすくする工夫が必要です。疾病の発症リスクや健康年齢のような数値を示したり、レーダーチャートを表示したりするものもありますが、対象者が、どの検査項目が受診勧奨に該当するのか、なぜ必要なのかなど、きちんと理解できる内容になっているかを検討することが大切です。特定健診では検査項目も少ないことから、あまり加工せずに、数値をそのまま記載する方がわかりやすいかもしれません。

3）医療機関等との連携

　対象者の基準の設定、勧奨の方法などについて、医師会や医療機関等と連携しなければなりません。国民健康保険運営協議会の委員、医師会の地域保健の担当者、糖尿病等の専門医などとは日常的に協力や相談ができる体制や関係性を整えておくことが大切です。

　受診勧奨を委託する場合には、委託業者とうまく連携し、効果的かつ効率的な方法を相談しながら、かつ、医師会等との連携を怠ることなく進めることが重要です。

4) データ管理や評価

対象者の抽出や評価等において、KDBやレセプトなどを用いて、保険者内でデータ管理を行える体制を整えるのが理想です。受診勧奨者が受診したがどうかは、レセプトによって把握することが可能です。

評価に関連して、本事業のロジックモデル（例）を 図 4-3 に示しました。最終的な目的は、有所見者の減少になりますが、そこに至るまで、多くの過程があることがわかります。したがって、保険者としての評価は、受診勧奨者が医療機関を受診したかどうかが、重要な評価ポイントと考えられます。

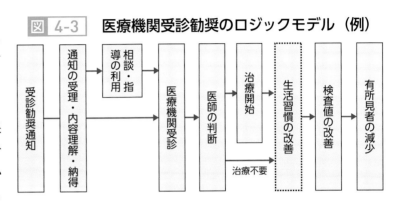

図 4-3 医療機関受診勧奨のロジックモデル（例）

受診勧奨通知 → 通知の受理・内容理解・納得 → 相談・指導の利用 → 医療機関受診 → 医師の判断 → 治療開始（治療不要）→ 生活習慣の改善 → 検査値の改善 → 有所見者の減少

5) 保険者努力支援制度

参考 4-14 に令和5年度の保険者努力支援制度の配点等を示しました。糖尿病性腎症重症化予防を除けば、本事業に関係するのは、「3 生活習慣病の発症予防・重症化予防の取組の実施状況」の、「(1) 生活習慣病の発症予防・重症化予防の取組の実施状況（令和4年度の実施状況を評価）」のうち「②生活習慣病の発症予防・重症化の取組において、検査結果（BMI、血圧、HbA1c等）を確認し、アウトカム指標により評価している場合」と「(2) 特定健診受診率向上の取組の実施状況（令和4年度の実施状況を評価）」のうち「③40歳未満を対象とした健診実施後、健診結果において、生活習慣の改善が特に必要と認められる者に対して保健指導を行っている、かつ医療機関を受診する必要があると判断された者に対して医療機関の受診勧奨を行っている場合」が該当します。

前者は、指導等を利用した人の健診の経年変化を観察すればよく、後者は、40歳以上と同様に、健診結果に基づき、保健指導や受診勧奨をすればよいことになります。これはそれほどハードルの高いものではありません。

4 まとめ

健康診査の結果をもとに、必要に応じて、医療機関を受診し、治療が必要な場合に治療を開始することは、健康診査の最も基本的なことです。しかし、かなりの人が必要であっても医療機関を受診していません。一方で、要受診だからと医療機関を受診しても、治療の必要なしと医師から言われる場合も少なくありません。そういう経験をした人は、次も要受診であったとしても医療機関を受診することをためらいます。それはある意味で学習した適切な行動なのかもしれません。一方で、明らかに治療が必要にも関わらず、医療機関を受診していない人もいます。その判断は一律には難しいですが、前述したように、対象者をさらに階層化し、それに応じた対応を行うことが効果的・効率的でしょう。

このような状況で、医療保険者として、どういう立場で、どういう考えで、本事業に臨むのか

第4章 個別保健事業

が問われています。治療をするかどうかは本人と医師との判断になりますから、仮にかかりつけ医という制度があれば、かかりつけ医に任せるのもよいですし、委託医療機関で健診と保健指導を行うのであれば、その医療機関の判断に任せるのも一つの選択かもしれません。

参考 4-11　受診勧奨判定値

項　目	判定値
収縮期血圧	≧140mHg
拡張期血圧	≧90mmHg
中性脂肪（空腹時、随時）	≧300mg/dl
LDL-C	≧140mg/dl
NonHDL-C	≧170mg/dl

項　目	判定値
血糖値	≧126mg/dl
HbA1c	≧6.5%
AST/ALT	≧51U/L
γ-GTP	≧101U/L
eGFR	＜45ml/分/1.73m²

参考 4-12　重症化予防・受診勧奨に関する主な評価指標

区　分	指　標
アウトカム	【短期】 ・勧奨者・指導者のうち（受診勧奨判定値もしくは独自の基準）、医療機関を受診した者の割合 【中長期】 ・要医療者のうち未治療者割合 ・健診における有所見者の割合
アウトプット	・勧奨者数・率 ・実施率（指導利用者数／対象者数）
プロセス	・受診勧奨の方法の適切さとその検討 ・対象者の人数の把握の実施 ・勧奨後の受診状況の把握の有無 ・受診勧奨基準の妥当性の検討 ・セグメンテーション階層化等による受診勧奨の優先順位付
ストラクチャー	・医師会や医療機関等との連携・会議数 ・予算 ・マンパワー ・アウトソーシング

下線は重要な指標（KPI相当）

参考 4-13　受診勧奨対象者の階層化

　東京都国民健康保険団体連合会保健事業支援評価委員会では、本事業について、保険者に対して、受診勧奨者をさらに階層化して、階層に応じた勧奨を行うことを勧めています。高血圧、血糖、脂質について、受診勧奨判定値に『厳重フォロー判定値』を加え、層化（レベル化）する場合の例を提示しました。これはあくまで例であり、各保険者において、対象者数等を考慮しながら、医師会等の関係者と協議を行い、基準値や対応を検討してください。

　なお、「標準的な健診・保健指導プログラム（令和6年度版）」にも階層化の例が示されていますので、参考にしてください。

血圧

レベル	最高血圧／最低血圧	フォローの方法（例）
受診勧奨	≧140／≧90mmHg	医療機関への受診を勧奨 ※受診前に自宅等での血圧測定を勧めるとよい
厳重フォロー	≧160／≧100mmHg	医療機関への受診を強く勧奨し、受診の有無と治療状況等を確実に把握 ※受診前に自宅等での血圧測定を勧めるとよい

血糖

レベル	空腹時血糖値	HbA1c	フォローの方法（例）
受診勧奨	≧126mg/dl	≧6.5%	医療機関への受診を勧奨
厳重フォロー		≧7.0% ≧7.5%（65歳以上）	医療機関への受診を強く勧奨し、受診の有無と治療状況等を確実に把握

脂質

レベル	中性脂肪	HDL-C	LDL-C	nonHDL-C	フォローの方法（例）
受診勧奨	≧300mg/dl	≦34mg/dl	≧140mg/dl	≧170mg/dl	（血糖と同様）
厳重フォロー	≧500mg/dl		≧180mg/dl	≧210mg/dl	（血糖と同様）

第4章

個別保健事業

参考 4-14 重症化予防に関連する保険者努力支援制度（令和5年度分）

3　生活習慣病の発症予防・重症化予防の取組の実施状況

（1）生活習慣病の発症予防・重症化予防の取組の実施状況（令和4年度の実施状況を評価）

評　価　指　標	配点
①　生活習慣病の発症予防や重症化予防の正しい理解促進のため、KDB等データを用いて健康課題を抽出し、保健衛生部門と連携して、健康教育等のポピュレーションアプローチの取組を行っている場合	15点
②　生活習慣病の発症予防・重症化予防の取組において、検査結果（BMI、血圧、HbA1c 等）を確認し、アウトカム指標により評価している場合	15点
③　以下の基準を全て満たす糖尿病性腎症重症化予防の取組を実施している場合 ※　取組方法については、受診勧奨、保健指導、受診勧奨と保健指導を一体化した取組等の中から地域の実情に応じ適切なものを選択する 　1　対象者の抽出基準が明確であること 　2　かかりつけ医と連携した取組であること 　3　保健指導を実施する場合には、専門職が取組に携わること 　4　事業の評価を実施すること 　5　取組の実施に当たり、地域の実情に応じて各都道府県の糖尿病対策推進会議等との連携（各都道府県による対応策の議論や取組内容の共有など）を図ること	5点
④　健診結果のみならず、レセプトの請求情報（薬剤や疾患名）も活用し、糖尿病性腎症対象者の概数を把握した上で、特定健診受診者で糖尿病基準に該当（糖尿病性腎症含む）するが医療機関未受診の者及び特定健診未受診者で過去に糖尿病治療歴があり現在治療中断している者を抽出し、受診勧奨を実施している場合	30点
⑤　禁煙を促す取組（セミナーや健康教室等）を実施している場合（特定健診・特定保健指導以外）	5点

（2）特定健診受診率向上の取組の実施状況（令和4年度の実施状況を評価）

評　価　指　標	配点
①　40 〜 50歳代が特定健診を受診しやすくなるよう、休日夜間の特定健診を実施している場合	10点
②　若い世代から健診への意識を高めるため、40歳未満を対象とした健診を実施し、かつ、40歳未満の被保険者に対し、健康意識の向上と健診等の実施率向上のための周知・啓発を行っている場合	10点
③　40歳未満を対象とした健診実施後、健診結果において、生活習慣の改善が特に必要と認められる者に対して保健指導を行っている、かつ医療機関を受診する必要があると判断された者に対して医療機関の受診勧奨を行っている場合	10点

（保国発0630第1号　令和4年6月30日通知より）

※最新のものや留意点については、厚生労働省の通知などを参照すること。

5. がん検診

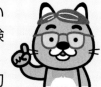

- がん検診の実施主体は、通常、国保部門ではなく、衛生部門が担当していますが、医療費や保険者努力支援制度等を考えると、国保部門でもがん検診は積極的に推進する必要があります。
- 科学的根拠のある5つのがん検診について、特定健診との同時実施、適切な受診勧奨等を進めなければなりません。
- アウトプットである受診率が主な評価指標で、目標値の設定では、国の目標である受診率60％の他、自治体の健康増進計画等と整合性を図る必要があります。
- 衛生部門や医師会等と協力して、受けやすい、あるいは受けたくなる検診方法を確立することが望まれています。

1 事業の概要

　がん検診は、国や都道府県でもがん対策推進基本計画などによって推進され、自治体（市区町村）にとっても重要な事業です。令和5年度からのがん対策推進基本計画（令和10年度まで）では、がん検診の受診率の目標がこれまでの50％から60％に設定されました。

　自治体（市区町村）の検診は、通常、健康増進法に基づき衛生部門が担当し、国保部門は間接的に関わっています。しかし、自治体のがん検診を受ける対象の多くは国保加入者であること、がんに関する医療費が全体に占める割合が高いこと、保険者努力支援制度でも国保被保険者の受診率に基づき多くのポイントが含まれていることから、がん検診は保険者にとっても重要で、より積極的に関わることが求められます。

　がん検診については、受診率の向上だけではなく、エビデンスに基づくがん検診（今のところ、胃がん、肺がん、大腸がん、子宮頸がん、乳がんの5つのがん検診）の推進、受診者や受診後のフォローを含めた情報管理、精度管理の推進など、保険者として関わる上での課題は少なくありません。まずは、がん検診を行っている衛生部門や医師会等と連携し、被保険者のがん検診の受診率向上に努めていきましょう。

2 計画策定のポイント

1) 背景と目的

　一般的に記載すべき内容を 表4-13 に示しました。がん検診の目的は、がんを早期に発見し、早期に治療を行うことによって、がんの死亡率を低下させることです。そのために、がん検診の受診率を向上させることが本事業の目的となります。

2) これまでの取組

　背景に記載することもできますが、より詳しく、各がん検診の受診率やその推移などを図表で示してもよいでしょう。

第4章 個別保健事業

表 4-13　がん検診の背景と目的（例）

背　景	・がん（悪性新生物）は、我が国の死因の第1位である。また、医療費の点でも、大きな割合を占める。そのため、国や〇県では、がん対策推進基本計画等によって、がん検診が推進されている。 ・〇市においても、がんは死因の第1位で、医療費においても傷病別で最も高い。がん検診は、健康増進課が中心となり実施しているが、その受診率は〇％から〇％にとどまっている。
目　的	・健康増進課と連携しながら、がんの早期発見および早期受診のため、国保被保険者のがん検診受診率を向上させる。

3）実施内容

記載すべき実施内容の項目を表 4-14 に示しました。実施しているがん検診について、実施方法、実施機関、実施時期などを一覧にして示すのもよいでしょう。集団検診あるいは個別検診での実施方法、特定健診と同時実施の有無、受診勧奨の方法や対象なども記載します。

表 4-14　がん検診の実施内容の項目

項　目	記載内容等
各がん検診の実施方法	各がん検診（胃がん、大腸がん、肺がん、乳がん、子宮頸がん等）の実施方法（集団、個別等）、実施機関、方法、実施時期など
特定健診との同時実施など	特定健診との同時実施の有無など
受診勧奨の方法	受診勧奨の方法、対象など

4）評価指標

評価指標の例を表 4-15 に示しました。がん検診の評価指標は、受診率がほぼ唯一の指標となりますが、精度管理の指標として、精密検査受診率、陽性率（要精密検査率）、がん発見率などがあります。

なお、保険者努力支援制度でのがん検診受診率は、地域保健・健康増進事業報告の国民健康保険被保険者のデータに基づきます。

長期的にはがん死亡率（部位別）が指標となり得ますが、通常、自治体レベルで死亡率を指標としてがん検診が評価されることはありません（国レベルでのがん対策の評価には使用されます）。自治体や保険者ではアウトプットである受診率を指標として評価すればよいという考え方は他の事業でも参考になるでしょう。

表 4-15　がん検診の評価指標の例

区　分	指　標	備　考
①KPI （主要アウトカム・アウトプット指標）	・がん検診受診率	がん検診種類別
②短期アウトカム指標 （精度管理・効果検証指標）	・精密検査受診率 ・陽性率（要精密検査率） ・がん発見率	がん検診の精度管理の指標である
③中長期アウトカム指標 （モニタリング指標）	・がん死亡率 ・がん医療	部位別
④費用分析	—	

プロセスとストラクチャーの指標はさまざまありますので、参考 4-15 を参照してください。しいて指標を設定するなら、プロセス指標としては、「受診勧奨の適切さの検討」、「精度管理の有無」、ストラクチャー指標としては、「特定健診との同時実施」、「衛生部門との連携」などがよいでしょう。

5）目 標 値

令和5年度からのがん対策推進基本計画では、がん検診の受診率の目標値は60％です。この数値を基本に、各保険者・自治体の現状に合わせて、あるいは自治体の健康増進計画等で設定された目標値と整合性をとって、目標値を設定することになります。ただし、受診率60％は多くの保険者や自治体にとって高すぎる目標です。達成可能な目標値を設定するには、保険者努力支援制度に示されている、5つのがん検診の受診率の平均で25％、数値は年度によって異なりますが上位3割、あるいは、年に1ポイント以上向上などが、目標値設定の際の参考になります。

短期アウトカム指標（精度管理）の指標に設定した精密検査受診率は、同じくがん対策推進基本計画では90％と設定されています。その他、陽性率やがん発見率は、各がん検診によって設定されています（参考 4-16 を参照）。これらはいずれもがん検診の実施主体である衛生部門が把握するのが一般的ですが、国保部門としても情報共有しておくことが大切です。

3 推進のポイント

1）エビデンスに基づいたがん検診の実施

国が推進しているがん検診は5つのがんです（表 4-16）。これらのがん検診は、受診することで有意にがん死亡率が下がるというエビデンスに基づいて実施されています。それ以外のがんにおいてはそのエビデンスは十分ではなく、導入は慎重に判断しなければなりません。それぞれのがん検診の方法、対象年齢、検診の間隔などが定められています。

表 4-16　エビデンスに基づいたがん検診

	胃がん検診 （いずれか一つ）		肺がん検診	
方　法	胃部エックス線検査	胃部内視鏡検査	胸部エックス線検査	喀痰細胞診
対　象	40歳以上	50歳以上	40歳以上	50歳以上 喫煙指数600以上
受診間隔	1年に1回	2年に1回	1年に1回	1年に1回

	大腸がん検診	子宮頸がん検診	乳がん検診
方　法	便潜血検査	視診・頸部細胞診・内診	マンモグラフィ
対　象	40歳以上	20歳以上	40歳以上
受診間隔	1年に1回	2年に1回	2年に1回

2）受診率向上

一般的に、がん検診は、国保部門ではなく、衛生部門が担当しています。国保加入者は、市区町村の行っているがん検診を受け、その受診勧奨も衛生部門が担当しているのが一般的です。保険者努力支援制度でのがん検診受診率は、地域保健・健康増進事業報告の国民健康保険被保険者

第4章 個別保健事業

のデータに基づきますので、衛生部門による住民全体への受診勧奨に加えて、国保部門による被保険者に向けた受診勧奨も重要となります。特定健診の広報や受診勧奨等に合わせて、がん検診の広報や受診勧奨を行いましょう。

　受診勧奨に当たっては、「第4章　1. 特定健康診査」の項目を参照してください。以下に、主なポイントを示します。
・**負担を減らす**：自己負担の軽減や無料化、予約や受診等の手間を減らすなど
・**機会を増やす**：委託機関や集団検診の開催を増やすなど
・**普及啓発**：わかりやすい勧奨チラシ等の作成、未受診者への再勧奨（リコール）
　なお、近年、ナッジを活用した受診率向上の取組も積極的に行われるようになっています。

3）特定健診とがん検診の同時受診の推進

　特定健診との同時受診は対象者にとっての利便性が向上します。衛生部門や他の組織（医師会、健診事業者等）と連携して、集団健診や個別健診でがん検診を同時に実施できるようにします。保険者努力支援制度の評価としても、がん検診と特定健診を一体的に実施している場合には加点されます（ 参考 4-17 を参照）。

4 まとめ

　日本のがん検診の受診率は世界的に見て非常に低い水準にとどまっており、国の重要な政策として進められています。自治体のがん検診は衛生部門が担当していますが、受診率向上の鍵は、国保被保険者の受診率をいかに上げるかです。衛生部門と連携し、積極的に受診率向上に向けて取り組むことが期待されています。

参考 4-15　がん検診の主な評価指標

区　分	指　標
アウトカム	【短期・精度管理】 ・精密検査受診率 ・陽性率（要精密検査率） ・がん発見数・率 【中長期】 ・がんに関連した医療費 ・がんによる死亡者数・率
アウトプット	・がん検診受診率
プロセス	・受診勧奨（コール）および未受診者へ再勧奨（リコール）は行われているか ・受診勧奨、再勧奨の方法の適切さ（内容、発送時期、対象者など）とその検討 ・精度管理は行われているか
ストラクチャー	・特定健診との同時実施など、がん検診の機会（集団健診、人間ドック含む） ・エビデンスに基づいたがん検診のみが実施されているか ・予算やマンパワー ・衛生部門との連携

下線は重要な指標（KPI相当）

参考 4-16 精度管理について

がん検診は、適切な精度管理が必要で、精度管理には以下のような指標があります。歴史のあるがん検診では、事業がうまくいっているかを評価するため、こうした精度管理の指標が設定されています。今後は、データヘルス事業の個別保健事業（例えば、特定健診・保健指導、糖尿病性腎症重症化予防など）でも、精度管理の指標が設定される必要があります。精度管理の指標は、プロセス評価あるいはアウトカム評価としても活用可能です。

指　標	概　要
精検受診率	精検を受けた人の割合（／要精検者数）
精検未把握率	精検を受けたかどうか不明の人の割合（／要精検者数）
精検未受診率	精検を受けていない人の割合（／要精検者数）
要精検率	陽性（要精査）となった人の割合（／受診者数）
がん発見率	がんが発見された人の割合（／検診受診者数）
陽性反応適中度	がん発見者数／要精検者数

※各がん検診で許容値・目標値が示されている。
※詳細については、「自治体担当者のためのがん検診精度管理マニュアル」（https://ganjoho.jp/med_pro/cancer_control/screening/screening_manual.html）などを参照すること。

参考 4-17 保険者努力支援制度（令和5年度分）

（2）がん検診受診率等（令和元年度の実績、令和4年度の実施状況を評価）

評　価　指　標	配点
① 胃がん、肺がん、大腸がん、子宮頸がん、乳がんの5つのがん検診の平均受診率が25％を達成している場合	15点
② ①の基準は達成していないが、胃がん、肺がん、大腸がん、子宮頸がん、乳がんの5つのがん検診の平均受診率が全自治体の上位3割に当たる○○％を達成している場合	10点
③ ①及び②の基準は達成していないが、胃がん、肺がん、大腸がん、子宮頸がん、乳がんの5つのがん検診の平均受診率が全自治体の上位5割に当たる○○％を達成している場合	5点
④ 平成30年度の実績と比較し、平均受診率が1ポイント以上向上している場合	20点
⑤ 受診率の向上のため、胃がん、肺がん、大腸がん、子宮頸がん、乳がんの5つのがん検診いずれかと特定健診を一体的に実施している場合	2点
⑥ 子宮頸がん及び乳がんのがん検診と特定健診を一体的に実施している場合	3点

（保国発0630第1号　令和4年6月30日通知より）

※最新のものや留意点については、厚生労働省の通知などを参照すること。

第4章　個別保健事業

6. 歯科健診

●歯科健診は、通常、健康増進法の歯周疾患検診として、衛生部門が実施していることから、国保部門が直接的に関わることは限定されています。
●衛生部門や歯科医師会等と連携し、歯科健診を未実施の場合はまず実施を始め、すでに実施している場合は、受診しやすい方法の検討や積極的な受診勧奨を行うことが求められます。

1 事業の概要

　歯科は、歯・口腔状態が全身へ及ぼす影響を考慮すれば、その重要性が高まっています。また、医療費の点からも、歯科医療費は全体の医療費の多くを占めることから、歯科に関連する対策は保険者としても積極的に取り組むべき事業です。

　一方で、保険者に何ができるか、その効果はどのように評価すべきなのかは難しいところです。通常、歯科健診（以下、歯周疾患検診含む）は保険者ではなく、健康増進法に基づき、衛生部門の事業として実施されています。また、保険者努力支援制度（ 参考 4-19 を参照）の受診率は、国保被保険者ではなく、住民全体が対象です。したがって、衛生部門と連携しながら、歯科健診を実施し、その受診率を少しでも高めることが当面の目標となります。

2 計画策定のポイント

1) 背景と目的

　一般的に記載すべき内容を 表 4-17 に示しました。全身の疾患（糖尿病、肺炎など）への影響を含めた健康影響、生活の質（QOL）への影響、さらに、医療費への影響などを記載するとよいでしょう。また、全国においては健康日本21、自治体においては健康増進計画などに基づいて歯科健診が進められていること、当該自治体での歯科健診の実施状況などを記載します。

　目的は、受診率の向上です。国保部門では、歯科健診のアウトカムとして、歯科疾患の有無や全身疾患・生活の質への影響の把握は難しいこと、あるいは、歯科健診の歯科医療費に与える影響が不明なことから、受診率向上のみを主な目的として記載する方がよいでしょう。

表 4-17 　歯科健診の背景と目的（例）

背　景	・う蝕および歯周病に代表される歯科疾患は、食生活や社会生活等に支障をきたし、全身の健康、さらに、食事や会話等の生活の質への影響がある。 ・〇市では、健康増進課による歯・歯周病検診を実施しているが、受診率が伸び悩んでいるのが現状である。また、歯科医療費は年々増加傾向にあり、医療費の点からも対策が必要となっている。
目　的	・歯科（歯周含む）に関連する疾患および歯科疾患が影響する全身疾患の予防、生活の質の向上を目指して、健康増進課等と連携し、歯科健診の受診率を向上することを目的とする。

2）実施内容

　記載すべき実施内容の項目を 表4-18 に示しました。実施主体である衛生部門から情報を得て、対象、実施機関、スケジュールなどを記載します。

　また、保険者努力支援制度では、歯科健診に加えて、口腔内の健康の保持増進のための取組（セミナーや健康教室等）の実施でポイントが加算されますので、こうした取組についても記載します。衛生部門で実施していない場合には、国保部門で実施するのもよいでしょう。

表4-18　歯科健診の実施内容の項目

項　　　目	記　載　内　容　等
対　　　　　象	健康増進法による歯周疾患検診の対象者は、40歳、50歳、60歳及び70歳である
実　施　機　関	通常、自治体内の歯科診療所等に委託して実施している
費　　　　　用	自己負担額など
実施スケジュール	広報、実施期間、受診勧奨の時期など
そ　の　他	セミナーや健康教育の実施など

3）評価指標と目標値

　評価指標の例を 表4-19 に示しました。

　保険者努力支援制度にあるように、歯科健診の受診率が評価指標となります。これは、地域保健・健康増進事業報告に基づくものが一般的です。

　受診率の目標値は、これまでの実績、あるいは保険者努力支援制度にある上位3割や5割が参考になります。また、前年度より1ポイント向上に配点がありますので、前年より1ポイント向上を目標にすることもできます。ただし、全国の受診率である約5％から考えると、1ポイントの向上はかなりハードルが高いとも言えます。なお、現状で実施していない保険者・自治体では、まず実施することが目標となります。保険者努力支援制度の配点を見てわかるように、実施すれば10点が獲得できますので、現時点ではそれだけでも十分かもしれません。

　短期のアウトカム指標として「歯科健診後歯科受診割合」（要精査のうち）、中長期のアウトカム指標として、「歯科医療費（一人当たり）」を設定してみました。アウトカムについては、表4-20 に示した健康日本21（第三次）の評価指標と目標値を参考にすることができます。た

表4-19　歯科健診の評価指標の例

区　分	指　標	備　考
①KPI （主要アウトカム・アウトプット指標）	・歯科健診受診率	地域保健・健康増進事業報告に基づく
②短期アウトカム指標 （精度管理・効果検証指標）	・歯科健診後歯科受診割合	その他、表〇を参照
③中長期アウトカム指標 （モニタリング指標）	・歯科医療費（一人当たり）	その他、表〇を参照
④費用分析	・歯科健診一人当たり費用	

第4章

個別保健事業

表4-20 健康日本21（第三次）の「歯・口腔の健康」に関する目標

目　標	指　標	目標値
①歯周病を有する者の減少	40歳以上における歯周炎を有する者の割合（年齢調整値）	40% （令和14年度）
②よく噛んで食べることができる者の増加	50歳以上における咀嚼良好者の割合（年齢調整値）	80% （令和14年度）
③歯科検診の受診者の増加	過去1年間に歯科検診を受診した者の割合	95% （令和14年度）

だし、これらの指標を国保部門で把握するのは困難ですから、衛生部門が把握しているデータを使うことになるでしょう（把握している場合）。

　また、自治体の健康増進計画等で設定されている歯科健診（歯周疾患検診含む）の目標値と整合性をとる必要がありますので、他の計画を確認しておきます。

3 推進と見直しのポイント

1) 実施の有無

　歯科健診（歯周疾患検診含む）を実施している区市町村は全体の79.4%で（令和3年度）、未実施の自治体も少なくありません。また、都道府県によって差があります。歯科健診は、健康増進法の歯周疾患検診として、40歳、50歳、60歳、70歳を対象にして行われています。実施していない保険者・自治体は、まず、衛生部門と連携して、実施することが第1の目標となります。

2) 実施方法

　実施方法は歯科診療所での個別健診が主となりますが、集団健診等で、特定健診やがん検診と同時に実施することが、利用者の利便性を高め、受診率を向上させることにつながります。ただし、歯科健診は自治体の全住民が対象ですので、国保の集団健診で同時に実施することは困難かもしれません。40歳、50歳、60歳、70歳の節目での歯科健診が一般的ですので、節目で行う人間ドックなどの中に歯科健診を含めるのは一つの案です。

　現時点では、保険者努力支援制度では、健康増進法による歯周疾患（病）検診が対象ですが、国保加入者に限定した歯科健診を検討することもできます。

　なお、歯科健診ではなく、クリーニング等で定期的に予防のために歯科を受診している人も多くいますので、こうした予防的な受診を勧めることも重要です。ただし、予防のためか、治療のための受診かを判断するのは難しいため、歯科健診を事業の中心にせざるを得ません。

3) 歯科医師会との連携

　歯科健診の実施に当たっては、地域の歯科医師会との連携が不可欠です。歯科医師会と相談し、個別あるいは集団での健診を委託して、地域に応じた歯科健診の実施および受診勧奨を進めましょう。

4）受診勧奨

　歯科健診は衛生部門が担当しますので、衛生部門が受診勧奨を行うことが一般的です。加えて、国保部門で、国保加入者に対して、特定健診等の勧奨の際に、歯科健診を推奨することがよいでしょう。

5）健康教育など

　保険者努力支援制度では、口腔内の健康の保持増進のための取組（セミナーや健康教室等）の実施でポイントが加算されます。衛生部門で実施していない場合には、国保部門で実施するのもよいでしょう。大規模に行う必要はありませんので、何かの機会を利用して、小規模でもよいのでセミナーや健康教育を行えば、5点が獲得できます。

6）医療費等への影響について

　歯科健診の実施によって、関連する医療費が適正化できるかは明確になっていません。例えば、歯科健診を実施することによって、一時的に歯科への受診の増加に伴い、医療費が増加することも予想されます。一方、定期的に歯科を受診すること（特に予防的）により、中長期の歯科医療費は抑制されることも推測できますが、それまでにはかなり時間がかかると思われます。したがって、歯科健診は、歯科医療費の削減（適正化）ではなく、定期的な予防歯科受診を推進する手段として位置付けるのが適当です。

4 まとめ

　2022年（令和4年）6月、政府の方針として、"国民皆歯科健診"が盛り込まれました。また、健康日本21（第三次）の歯・口腔の健康の目標の一つとして「歯科検診受診者の増加」があり、指標は「過去1年間に歯科検診を受診した者の割合」、目標値95％（令和14年度）となっています。医療保険者が歯科健診等を進めるにはいろいろなハードルがありますが、近い将来、特定健診・特定保健指導のように、歯科健診が医療保険者に義務化されるという可能性はあるでしょう。歯科は健康や生活の面で重要ですので、保険者としてできることを少しずつ進めていきましょう。

第4章

個別保健事業

参考 4-18 歯科健診の主な指標

区　分	指　標
アウトカム	・歯科健診後（要精検者）歯科受診率 ・歯科に関連した医療費や傷病患者数・率 ・過去1年間に歯科健診または予防的歯科ケアを受けた人の割合
アウトプット	・歯科健診受診率
プロセス	・受診勧奨は行われているか（特定健診の受診勧奨とともに、など） ・受診勧奨方法は適切か（内容、発送時期、対象者など）
ストラクチャー	・予算やマンパワー ・関連部署・組織等との連携（衛生部門、歯科医師会など） ・歯科健診の機会（委託医療機関、集団健診、特定健診との同時実施、人間ドックなど）

下線は重要な指標（KPI相当）

参考 4-19 保険者努力支援制度（令和5年度）

(2) 歯科健診受診率等（令和4年度の実施状況、令和元年度の実績を評価）

評　価　指　標	配点
① 歯科健診を実施（※）している場合 　※歯周疾患（病）検診、歯科疾患（病）検診を含む。	10点
② 令和元年度の歯科健診の受診率が全自治体の上位3割に当たる○○％を達成している場合	10点
③ ②の基準は達成していないが、令和元年度の歯科健診の受診率が全自治体の上位5割に当たる○○％を達成している場合	5点
④ 平成30年度の実績と比較し、受診率が1ポイント以上向上している場合	10点
⑤ 口腔内の健康の保持増進のための取組（セミナーや健康教室等）を実施している場合	5点

（保国発0630第1号　令和4年6月30日通知より）

（備考）
指標②～④の歯科健診の受診率は、地域保健・健康増進事業報告において事業報告を行っている歯周疾患（病）検診の実施状況に基づき算定するものとする。
歯科健診の受診率＝受診者数／対象者数
※対象者数とは、当該市町村の区域内に居住地を有する40歳、50歳、60歳及び70歳の者の総計をいう。

※最新のものや留意点については、厚生労働省の通知などを参照すること。

7. 健康インセンティブ・健康づくり

- 生活習慣（歩数など）、健診受診、保健指導利用、健康イベントへの参加等にポイントを付与し、インセンティブを与える取組（健康インセンティブ）が多くの自治体等で行われています。通常、担当は衛生部門等のため、国保部門は担当部署と連携して、あるいは、自治体の健康増進計画等と整合性をとり、取組を進める必要があります。
- 健康インセンティブは健康づくりや受診率向上等に一定の効果があると思われますが、利用者を増やす工夫をすること、効果検証を可能な範囲で行うこと、費用対効果を考えることが大切です。
- 保険者努力支援制度では、健康インセンティブに加えて、個人へのわかりやすい情報提供などがありますが、この数年はマイナポータルの普及・活用の推進に特化したものとなっています。

1 事業の概要

　健康インセンティブ・健康づくりとして、いわゆる健康ポイント制度（ここでは、「健康インセンティブ」と呼ぶことにします）が自治体、保険者、企業等で実施されるようになりました。日本健康会議では、一般住民を対象としたインセンティブを推進する自治体を800市町村以上とすることが目標とされ、2020年に取り組んでいる自治体は1,716市町村のうち1,024市町村（59.7%）でした。

　健康インセンティブは、健康づくりの活動（歩数、健康診査受診、など）に対してポイントを付与し、ポイントに応じたインセンティブ（商品など）と交換できるというのが一般的な方法です。アプリによるシステムや活動計などを使うものもあります。

　通常、国保部門ではなく、衛生部門等が担当となり実施していますので、国保部門は担当部署と連携しながら、本事業を進めることになります。ただし、まだ未実施の自治体で、衛生部門等が行わない場合には、国保が主導して事業を行うことを検討する必要があります。

　なお、多くの自治体で取り組んでいるのはよいことですが、本事業は十分に効果検証がなされていない問題もあります。保険者努力支援制度や国のガイドライン（下記資料）でも評価が重視されています。かなりのコストをかけてシステムを導入している場合もありますので、費用対効果の点でも評価を行う必要があります。

　健康インセンティブ以外には、個人へのわかりやすい情報提供などがあります。従来は、自分の健診結果等を閲覧できるアプリやウェブシステムを使用したり、詳しい健診結果報告書を郵送したりしていました。現在は、マイナポータルで閲覧できますので、保険者努力支援制度のポイントもマイナポータルの普及・活用に特化したものとなっています。

資料：個人の予防・健康づくりに向けたインセンティブを提供する取組に係るガイドラインについて
　　　https://www.mhlw.go.jp/stf/houdou/0000124579.html

第4章 個別保健事業

2 計画策定のポイント

1）背景と目的

一般的に記載すべき内容を 表4-21 に示しました。

背景としては、個人の健康づくり等を推進するために健康インセンティブが有効と考えられ、全国で進められていることや当該自治体での現状について記載します。ヘルスリテラシーといった言葉を使用するのもよいでしょう。

目的は、最終的には、個人の健康行動の改善や習慣化、健康診査の受診や保健指導の利用、さらには、集団（自治体や保険者全体）での健康な生活習慣を持つ人の割合、受診率や実施率の向上ですが、これらには、健康インセンティブ以外にもさまざまな要因が影響します。したがって、あくまで主な目的は、健康インセンティブの登録者や利用者を増やすことにしておくことがよいでしょう。

表4-21 健康インセンティブ・個人への情報提供の背景と目的（例）

背 景	・健康的な生活習慣の獲得、健康診査の受診、保健指導の利用など、個々人の取組が健康づくりの基本となる。こうした個人の取組を推進するために、健康インセンティブが全国で進められている。 ・自身の健康診断結果を含む、健康に関する情報を提供することで、ヘルスリテラシーの向上を図ることも重要である。 ・○市では、○年度より、○市健康○○ポイント制度を開始し、住民の健康づくりの支援を行っている。しかし、登録者は当初の目標よりも少なく、登録と利用の推進が求められている。 ・また、マイナポータルでは、過去の健診結果などを閲覧でき、個人の健康づくりに活用できる。
目 的	・被保険者および住民の健康づくりを推進するため、○市健康○○ポイント制度の登録・利用者ならびにマイナポータルの利用者を増加させることを目的とする。

2）実施内容

記載すべき実施内容の項目を 表4-22 に示しました。健康インセンティブの担当部署に情報をもらい、内容を把握して記載しましょう。どこまで細かく記載するかはそれぞれですが、どのような活動でポイントが付与されるのか、その結果、どんなインセンティブ（商品など）がもらえるかは、興味深いのではないでしょうか。

表4-22 健康インセンティブ・個人への情報提供の実施内容の項目

項 目	記 載 内 容 等
対 象	通常は、住民全体
実 施 方 法	使用するシステム、登録方法、ポイント獲得、健康インセンティブ交換方法、など
ポイントおよびインセンティブ	ポイントを付与する活動等（ポイント数などもあるとよい）、健康インセンティブの内容（具体的な商品など）
登録・利用勧奨	登録や利用の勧奨方法
マイナポータルの促進方法	マイナポータルの周知、広報、促進のための取組内容を記載する。

か。通常、国保被保険者ではなく、住民全体ですので、データヘルス計画の担当者も当該自治体に居住している場合には、登録・利用してみるのもよいのではないでしょうか。

マイナポータルについては、国保被保険者を対象にした周知、広報、促進のための取組は国保部門で担当できますので、保険者努力支援制度のポイントの条件などを参考に、取組を行うことをお勧めします。

3) 評価指標

評価指標の例を 表 4-23 に示しました。

KPI相当の重要な評価指標を、「健康インセンティブ登録数・率」としました。健康インセンティブは、国保被保険者に限定したものではないのが一般的ですので、対象となる住民全体等における登録・利用者を、担当部署から情報提供してもらい、把握します。

短期アウトカム指標（精度管理・効果検証指標）として、「ポイント交換人数・率」、「健康インセンティブ利用者数・率」、「利用者の生活習慣の変化」としました。システムに登録はしたけれども、実際にポイントに交換したり、インセンティブ（商品など）に利用したりする人は多くないかもしれません。利用者の生活習慣の変化は、システム内あるいは健診結果と紐づけることで可能なこともあるでしょう。

本事業の最終的なゴールは、集団全体（住民や被保険者）の生活習慣や健康状態の改善、あるいは、健康診断の受診率等の向上です。ただし、集団全体では、本事業以外の取組により、生活習慣や健康診断の受診率等が変化したりすることもあるため、事業だけの効果を検証することは簡単ではありません。これらの指標は中長期的アウトカム指標として参考程度にみておきます。

費用分析として、登録・利用者一人当たりの費用を計算しておくことをお勧めします。

プロセスとストラクチャーの指標は 参考 4-20 を参照ください。しいて設定するとすれば、プロセス指標としては、「利用者・登録者の推移や特性の分析」、「効果検証やデータ活用の有無」、ストラクチャー指標としては、「連携会議の実施（回数）」などがよいでしょう。

表 4-23 健康インセンティブ・健康づくりの評価指標の例

区 分	指 標	備 考
①KPI （主要アウトカム・アウトプット指標）	・健康インセンティブ登録数・率	健康インセンティブについては担当部署から情報収集を
②短期アウトカム指標 （精度管理・効果検証指標）	・ポイント交換人数・率、健康インセンティブ利用者数・率 ・利用者の生活習慣の変化	健康インセンティブについては担当部署から情報収集を
③中長期アウトカム指標 （モニタリング指標）	・健康診査受診者数・率、健康教室参加者数・率 ・被保険者・住民全体の生活習慣	中長期的にはこうした指標の改善が認められることが予想されるが、健康インセンティブのみの効果ではないため、あくまで参考
④費用分析	・健康インセンティブ登録・利用者一人当たり費用	健康インセンティブの全予算を登録者または利用者で割って計算する

4) 目標値

健康インセンティブについては、担当部署でない国保部門が勝手に目標値を設定するわけにはいきません。担当部署と情報交換し、担当部署が設定した目標値があればそれを引用します。もし、設定していない場合は、そもそも指標と目標値を設定するかどうかから担当部署と相談するとよいでしょう。

第4章 個別保健事業

3 推進のポイント

1) 実施および実施方法

　まず、実施できていない自治体や保険者は、実施するかどうかが重要な意思決定事項となります。保険者努力支援制度の観点では実施した方がよく、国保の補助金も利用できます。しかし、予算が高額になることが多いこと、効果も十分に検証されているわけではないことから実施を見送るという選択肢もありうるでしょう。

　ただし、予算が高額になるアプリなどを使用しなくても、アイデアと工夫次第で、事業を実施することは可能です。例えば、アナログですが、カードを作り、健診受診、保健指導、生活習慣の改善（歩数、禁煙など）にポイントを付け、商工会等から景品を提供してもらうなども立派な健康インセンティブであり、保険者努力支援制度もクリアできます。

　繰り返しですが、本事業の多くは衛生部門等が担当となっています。実施をするかどうか、実施方法など、衛生部門等と連携して、進めることが大切です。

2) 利用状況

　実施している自治体や保険者は、利用状況を把握することが見直しの第一歩となります。登録や利用の経年変化、年間の月別登録状況、登録者の属性（性別、年齢など）の情報を収集し、評価と見直しの材料とします。

3) ポイントやインセンティブの内容

　どのような取組に、どのような（いくつの）ポイントを付与し、どのようなインセンティブ（商品など）があるかは常に見直す必要があります。そのためには、上記の利用状況や下記の効果検証の結果が参考になります。

4) 効果検証

　国のガイドラインや保険者努力支援制度でも評価が重視されていますが、保険者や自治体のレベルで効果検証を行うのは簡単ではなく、効果検証には専門家の関与が必要となります。

　本事業の目的は、健診受診等の個人の取組を促し、その結果、生活習慣あるいは健康状態が改善することです。これらの効果について、できるだけ効果検証を行うことが求められます。健診受診、保健指導利用、生活習慣の改善などは、健康インセンティブ以外にもさまざまな要因に影響を受けるので、健康インセンティブだけの効果を見ることは困難です。利用者が利用によって行動変容したかどうか程度の評価にとどまらざるを得ないと考えます。

5) 費　　用

　本事業は、多くの費用がかかる場合があります。特に、ウェブやアプリを使ったシステムの構築や運営にはかなりの費用がかかります。それに見合った成果があるのかは上記の効果検証の結果によりますが、費用に見合った効果を数値で算出するのは困難と思われます。事業の継続性を考えた場合、より費用のかからない方法を常に模索する必要があります。

6）　健康格差の視点

　健康インセンティブは、健康格差あるいは健康無関心層との関連で述べられることがあります。すなわち、これまであまり健康に関心のなかった人も、本事業により健康的な生活習慣を持つようになったり、健診を受けたりするというものです。そのような期待はありますが、実際には、もともと健康に関心のある人の方がより多く参加している印象もあります。この点を検証する意味でも、参加者の属性の把握、健診データとの突合などの分析が必要となってきます。

7）　個人へのわかりやすい情報提供：マイナポータルの活用促進

　個人へのわかりやすい情報提供として、以前は、特定健診受診者あるいは被保険者に対して、書面あるいはアプリやウェブシステムなどでの情報提供が行われていました。現在、保険者努力支援制度では、こうした取組は評価されず、マイナポータルの活用促進が条件になっています。今後は、マイナポータルを通じて、健診結果の閲覧等が推進されることになります。

　ご存じのように、マイナンバーカードを保険証として登録すれば、マイナポータルで健診結果のみならず、処方箋の情報なども閲覧することができます。受診券などもマイナポータルでという時代が来るのかもしれません。

4 ま と め

　保険者努力支援制度においても数値目標はなく、条件にあった取組を行っているかが評価されます。したがって、まずは、できるだけ条件（特に、 参考 4-21 の「4　広く加入者に対して行う予防・健康づくりの取組の実施状況」の「（1）個人へのインセンティブの提供の実施」のうちの項目の①、②、⑤）に合った取組を行うことを目的とします。さらに、効果検証の項目である③と④のクリアも目指します。 参考 4-22 に、保険者努力支援制度の項目をクリアする取組の案を示しました。アイデア次第で、予算と手間をあまりかけずに、クリアすることも可能です。なお、実際に条件をクリアできるかどうかは都道府県等に確認してください。

第4章

個別保健事業

参考 4-20 健康インセンティブに関する主な評価指標

区　分	指　　標
アウトカム	【短期】 ・ポイント交換人数・率 ・利用者の生活習慣の変化 【中長期】 ・健康診査受診者数・率、健康教室参加者数・率 ・被保険者・住民全体の生活習慣
アウトプット	・健康インセンティブ・登録者・利用者数・率
プロセス	・利用者・登録者の推移や特性の分析 ・対象事業参加者のうちポイント利用率 ・効果検証やデータ活用の有無 ・メディア等での掲載等の回数 ・協力機関での用紙の設置状況と配布枚数 ・住民の周知度
ストラクチャー	・予算額 ・協力機関数 ・マンパワー ・連携会議の実施（回数）

下線は重要な指標（KPI相当）

参考 4-21 保険者努力支援制度（令和5年度市町村分）

4 広く加入者に対して行う予防・健康づくりの取組の実施状況

（1）個人へのインセンティブの提供の実施（令和4年度の実施状況を評価）

評　価　指　標	配点
以下の基準を満たす個人へのインセンティブの提供の取組を実施している場合	
①　一般住民の自主的な予防・健康づくりを推進するため、住民の予防・健康づくりの取組や成果に応じてポイントを付与し、そのポイント数に応じて報奨を設ける等の事業を実施している場合	5点
②　①の事業の実施後、当該事業が住民の行動変容につながったかどうか効果検証を行った上で、当該検証に基づき事業改善を行うなどPDCAサイクルで事業の見直しを実施している場合	10点
①及び②の基準を満たす事業を実施する場合であって、以下を満たす事業を実施している場合	
③　プログラム等の中での本人の取組に対する評価を、個人へのインセンティブの提供の条件としている場合	10点
④　本人の取組の成果としての健康指標の維持や改善を、個人へのインセンティブの提供の条件としている場合	10点
⑤　商工部局や都市整備部局等との連携または地域の民間企業や商店街との連携による「健康なまちづくり」の視点を含めた個人へのインセンティブ提供に関する事業を実施している場合	10点

（2）個人への分かりやすい情報提供の実施（令和4年度の実施状況を評価）

評　価　指　標	配点
①　被保険者証更新時や納入通知書の発送時等に、リーフレット等を用いてマイナンバーカードの取得促進について周知・広報の取組をしている場合	5点
②　被保険者証更新時や納入通知書の発送時等に、リーフレット等を用いてマイナンバーカードの被保険者証利用に係るメリットや初回登録の手順について周知・広報の取組をしている場合	5点
③　市町村の国民健康保険担当部局と住民制度担当部局が連携・協力することにより、マイナンバーカードの交付対象者が一気通貫で被保険者証の利用申込をできるよう、交付対象者への支援を行っている場合	5点
④　被保険者の予防・健康づくりを促進する観点から、マイナポータルにより特定健診情報等が閲覧可能であることに関して周知・啓発を行っている場合	5点

（保国発0630第1号　令和4年6月30日通知より）

※最新のものや留意点については、厚生労働省の通知などを参照すること。

参考 4-22 保険者努力支援制度の項目をクリアする取組の具体的方法（例）

項　目	具体的方法（例）
②　①の事業の実施後、当該事業が住民の行動変容につながったかどうか効果検証を行った上で、当該検証に基づき事業改善を行うなどPDCAサイクルで事業の見直しを実施している場合	・事業の実施前後で、健診受診率、健診データや住民アンケートで生活習慣の変化等を分析し、見直しを行う。 ・アプリ等の場合、利用者の生活習慣や健診結果等の情報を収集し、データ分析し、見直しを行う。 ・利用や登録も行動と考え、利用や登録の状況を把握し、見直しを行う。
③　プログラム等の中での本人の取組に対する評価を、健康インセンティブの提供の条件としている場合	・健康づくりのプログラム等の中での生活習慣等を本人が評価した場合に、健康インセンティブを提供する。
④　本人の取組の成果としての健康指標の改善を、健康インセンティブの提供の条件としている場合	・健康指標（健診の検査値、体重減少など）が改善した場合に、健康インセンティブを提供する。
⑤　商工部局との連携、地域の民間企業や商店街との連携による「健康なまちづくり」の視点を含めた健康インセンティブ提供に関する事業を実施している場合	・商工会や地域の民間企業から商品等をインセンティブとする。 ・健康なまちづくりの取組（飲食店でのヘルシーメニュー提供、地域の運動や身体活動のイベントなど）への参加にポイントを付与する。

注意：あくまで例であり、これらで条件をクリアするかは都道府県等への確認が必要。
　　　項目の番号は 参考 4-21 の「(1) 個人へのインセンティブの提供の実施」に対応。

第4章 個別保健事業

8. 適正受診・適正服薬促進

● 重複受診、頻回受診、重複服薬、多剤投与（ポリファーマシー）、併用禁忌など、一定の基準により抽出した対象者に対して、文書の通知、相談などによって、受診や服薬を適正化することを目的とした事業です。
● 重要な事業ですが、抽出基準の設定、指導方法、指標や目標値の設定、効果検証などの課題も多くあります。
● 効果的かつ効率的な実施のためには、医師会や薬剤師会と連携すること、対象を絞り込むこと、あるいは、保険者努力支援制度の評価指標を賢くクリアすることなどが大切です。

1 事業の概要

　本事業は、同時期に複数の医療機関の受診（重複受診）、頻回での医療機関の受診（頻回受診）、同じ効果の薬を複数処方（重複服薬）、多数の薬の投与（多剤投与・多重服薬・ポリファーマシー）、誤った組合わせの処方（併用禁忌）等に対して、一定の基準を設けて、通知や指導等を行い、受診や服薬を改善する（適正化する）ものです。ここでは、これらをまとめて重複・多剤投与等とします。

　重複・多剤投与等は、医療費適正化の観点だけでなく、薬の副作用を予防する点からも重要です。特に、高齢者では多剤投与になりやすく、また、その副作用も起こりやすいことがわかっています。

　レセプトを使用することで、重複・多剤投与等の状況が把握できるため、多くの保険者でこの取組が行われるようになっています。また、医療者の意識も高くなり、お薬手帳の活用などにより、重複・多剤投与等は改善されつつあります。一方、重複・多剤投与等の定義は明確でなく、一律に受診回数や処方薬数等で改善の必要性が決まるわけではありません。また、処方に関する医師の考え、本人の意向などにより、重複・多剤投与等が改善しにくい場合もあります。さらに、一部には対応が困難な重複・多剤投与（例えば、向精神薬など）もあります。

　後発（ジェネリック）医薬品の取組と同様に、医師会や薬剤師会と連携し、かつ、被保険者の意識や知識を向上させながら、事業を展開していくことが求められます。

2 計画策定のポイント

1）背景と目的

　一般的に記載すべき内容を 表 4-24 に示しました。

　背景として、重複受診、頻回受診、重複服薬、多剤投与（ポリファーマシー）、併用禁忌が重要であること、データヘルス計画の中で取組が進められていることを記載します。当該保険者でのこれまでの取組の概要を記載することもできます。

表 4-24 適正受診・適正服薬促進の背景と目的（例）

背 景	・重複受診、頻回受診、重複服薬、多剤投与（ポリファーマシー）、併用禁忌は、医療費適正化の観点だけでなく、薬の副作用を予防する点からも重要である。 ・データヘルス計画の中で、これらを予防する適正受診・適正服薬の取組が進められている。 ・○市では○年度より、適正受診・適正服薬の促進に向けて、対象者への通知および希望者に対する保健指導を行っている。
目 的	・重複受診、頻回受診、重複服薬、多剤投与（ポリファーマシー）、併用禁忌等の人に対して、通知や保健指導等を行うことで、それらを適正化することを目的とし、ひいては不適正と考えられる受診・服薬を減少させる。

2) 実施内容

記載すべき実施内容の項目を 表 4-25 に示しました。

まず、重複受診、頻回受診、重複服薬、多剤投与、併用禁忌のうち、どれを対象とするのかや、それらの定義を決めなければなりません。年度によって異なるとは思いますが、方向性として対象とその定義をいったん決めておくことがよいでしょう。医師会や薬剤師会、都道府県や国保連合会、外部専門家、委託業者等と相談します。

具体的な方法として、文書による通知のみにするのか、電話や対面などでの相談を組合わせるかを検討します。実施スケジュールとしては、抽出、通知、評価等の時期に加えて、使用するデータの期間も確認しておくとよいでしょう。

対象者への取組の他、被保険者・住民全体への普及啓発なども大切です。広報誌、健診結果通知など、さまざまな機会に行いましょう。

表 4-25 適正受診・適正服薬促進の実施内容の項目

項　　　目	記　載　内　容　等
対　　　象	事業の対象となる重複受診、頻回受診、重複服薬、多剤投与、併用禁忌の定義と抽出方法
通 知 等 の 内 容	適正化を進めるための通知、指導等の方法と内容、実施者など
実施スケジュール	使用するデータの期間、抽出、通知、評価等の時期
普 及 啓 発 等	被保険者・住民全体への普及啓発の方法など
評 価 方 法	効果検証の方法についても記載しておくとよい

3) 評価指標

評価指標の例を 表 4-26 に示しました。

KPI相当の重要な評価指標を、「通知数・率」および「その他の実績（保健指導数・割合など）」としました。これらの指標は、重複・多剤投与等の基準によって対象数などが異なることに留意しなければなりません。

短期アウトカム指標（精度管理・効果検証指標）は、「通知等後の改善割合」としました。保険者努力支援制度でもポイントが加算されます。基準や評価方法等によって数値は変動することに留意しなければなりません。また、自然に改善することもありますので、改善が事業によるものとは限りません。事業を委託する場合には、委託業者にこうした数値を出してもらうことがで

きます。

　本事業の最終的な目的は、重複・多剤投与等を減らすことであるため、中長期アウトカム指標（モニタリング指標）は、重複受診・頻回受診・重複・多剤投与等の割合となります。保険者努力支援制度でも、重複・多剤投与者数（被保険者1万人当たり）が設定されました（ 参考 4-24 参照）。

　ただし、これらの指標は、重複・多剤投与等の定義によって異なり、これらの定義は保険者で設定する必要があります。今後は、都道府県や全国で定義を統一することで、効果検証ならびに効果的な事業の実施が可能となるでしょう。

　プロセス指標とストラクチャー指標の例は 参考 4-23 に示しました。しいて設定するのであれば、プロセス指標は、「重複・多剤投与者等の概算の把握」、「対象者の抽出の適切さ（抽出基準、人数など）とその検討」、ストラクチャー指標は、「医師会、薬剤師会等との連携」、「協力薬局数」（薬局と連携して行う場合）がよいでしょう。

表 4-26　適正受診・適正服薬促進の評価指標の例

区　分	指　標	備　考
①KPI （主要アウトカム・アウトプット指標）	・通知数・率 ・その他の実績（保健指導数・割合など）	基準によって対象数等が異なることに留意する。
②短期アウトカム指標 （精度管理・効果検証指標）	・通知等後の改善割合	基準や評価方法等によって異なる。自然に改善することもあることに留意する。
③中長期アウトカム指標 （モニタリング指標）	・重複受診・頻回受診・重複・多剤投与等の割合	基準については要検討。
④費用分析	・通知あるいは改善者一人当たり費用	

4) 目 標 値

　評価指標で述べたように、評価指標は対象者の定義にもよるため、適切な目標値を設定することは困難です。これまでも同様な事業を行ったことがある場合には、その時の数値を参考に目標値を設定することはできます。ただし、抽出基準などが変更になった場合、過去の数値は参考にはなりません。評価指標は設定しますが、数値目標の設定は保留として、今後検討というのもよいでしょう。

3 推進のポイント

1) 対象者の抽出

　重複・多剤投与等の定義は決まっているわけではありません。一般的に、多剤投与（ポリファーマシー）の研究では、5、6剤以上薬剤を基準としています。しかし、5、6剤以上使用している人が必ずしも適正化が必要とは限りません。また、どのくらいの期間処方されているかによっても対象者が異なってきます。各自治体の特性に合わせて、基準を設定し、対象者を抽出する必要があります。

　表 4-27 に、基準の例を示しましたが、実に多くの基準があることがわかります。基準を厳し

表 4-27 対象者の基準の例

区　分	基　　　準
重複受診者	・3か月以上、同一月内に同一の傷病で、3か所以上の医療機関を外来受診している ・直近半年間で、同一月内に同一症病名で異なる3医療機関以上に通院している ・同一傷病について，同一月内に同一診療科目につきレセプト4枚以上（4医療機関）保有する
頻回受診者	・3か月以上、同一月内に同一診療科目を15日以上外来受診している ・直近半年間で、同一月内に同一医療機関に15日以上通院している ・多剤投与に該当する対象者の内、同一月内に同一傷病で月10回以上受診があり、かつ2か月以上連続している
重複服薬者	・3か月以上、同一月内に同一薬剤又は同様の効能・効果を持つ薬剤を複数の医療機関から処方されている ・同一月内に同一薬剤を3か所以上の医療機関から処方されている ・同一月内に同系の医薬品を複数の医療機関から処方され、同系医薬品の処方日数の合計が60日を超える
多剤内服者	・同一月内に10剤以上の処方を1年間に3回以上受けている ・直近半年間で、異なる医療機関から同一薬効の薬剤が6種類以上処方されている ・同一月内で処方している内服薬（14日以上）が合計で10種類以上あり、2医療機関以上で処方されていることが、調査対象の3か月中2か月以上該当する ・14日分以上の処方が6種類以上あり、かつ2カ月連続で処方されている

くすると対象者を絞ることができますが、人数は少なくなります。一方、基準を緩くすると、対象者の人数が多くなり、本当に指導等が必要な人の割合は少なくなってしまうでしょう。

　これまでの実施状況を見ると、重複受診では小児科領域やアレルギー疾患等のいわゆるはしご受診が、頻回受診では整形外科のリハビリなどの一時的なもので、指導しなくても自然に改善すると思われる人が対象になっていることが多くあります。一律の基準で抽出した後に、保険者内で、受診や処方の状況を確認したり、レセプトを再度チェックしたりすると、対象者をより絞ることができます。

　なお、がん、難病、透析、精神疾患の傷病名を持つ人が除外されていることも多くあります。しかし、受診や処方の適正化は最終的には医師の判断によること、レセプトでは傷病名の信頼性が高くないこと（いわゆるレセプト病名もある）などから、これらの傷病名の人を除く意味は小さいと考えます。

　また、重複服薬では消化性潰瘍の薬と胃粘膜保護の薬、総合感冒薬と解熱鎮痛剤など、よく見られる組合わせがあります。年度ごとに薬のターゲットを絞って取組を行うのもよいかもしれません。

2）医師会や薬剤師会との連携と協力

　本事業は、医師会や薬剤師会との連携そして協力が不可欠です。事業の計画の段階から関わり、専門的な助言や理解を得ておきましょう。薬の処方は医師の裁量によるところも大きいため、医師会との連携は非常に重要です。医師会や薬剤師会と連携した先駆的な取組を行っている保険者・自治体もあります。

　また、本人への通知や指導だけでは効果も限られます。本人から処方医や薬剤師等への相談が

できるようにすることや、保険者から処方医への連絡などの可能性も探るとよいでしょう。

3) 通知方法・内容

わかりやすさと動機付けを考慮したリーフレットの作成が必要です。また、重複・多剤投与等についての基本的な知識を高めることも重要ですので、通知の際あるいは他の機会を利用して、周知・啓発も大切です。

通知に加えて、電話や訪問を行う場合もあります。ただし、処方については医師や患者の考え方もあるため、無理強いをすることはできませんので、最終的には本人と処方医との判断にゆだねることになります。

4) お薬手帳やかかりつけ医・薬剤師等

お薬手帳を利用すること、かかりつけ医やかかりつけ薬剤師・薬局を持つことは、重複・多剤投与等を予防する重要な手段です。これらの取組も積極的に進めましょう。また、今後は、電子処方箋や電子お薬手帳の活用も進んでいくと思われます。

5) 効果検証

取組による効果を検証する必要があります。まず、対象者へ通知等を行うことによって重複・多剤投与等が改善されたかをレセプトなどで確認することができます。評価指標のところで述べたように、被保険者全体での重複・多剤投与等の人数や率なども評価の指標となります。なお、保険者努力支援制度の評価指標にも、効果検証の有無や保険者全体での重複・多剤投与者数（被保険者1万人当たり）が設定されています。

本事業のロジックモデル（例）を 図 4-4 に示しました。受診・服薬の適正化までは複雑な過程が想定されるため、評価は簡単ではありません。指導や相談の機会を設定していれば、その利用、あるいは薬局への相談などをアウトプット（もしくはプロセス）として評価することもよいでしょう。具体的な指標については 表 4-26 および 参考 4-23 をご参照ください。

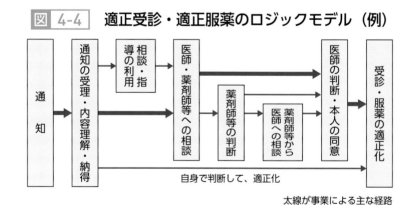

図 4-4 適正受診・適正服薬のロジックモデル（例）

6) 社会的問題者への対応

重複・多剤投与者等の中には、社会的に問題を抱える人も含まれます。通知や電話あるいは訪問での指導を行うことで、苦情等の問題が生じることがありますので、慎重な対応が求められます。あまり、無理をしないことが大切です。

7) リフィル処方箋と地域フォーミュラリ

リフィル処方箋は、定められた一定の期間内に繰り返し（最大3回まで）使用できる処方箋のことです。日本では令和4年4月より開始されました。まだ浸透はしていませんが、今後、利便性や医療費適正化の観点からデータヘルス計画の中でも推進され、保険者努力支援制度や目標値の設定なども行われる可能性があります。

フォーミュラリは、高い治療効果と安全性、費用対効果が得られることを目的に、策定・運用される処方推奨薬リストのことで、地域あるいは病院を単位として進められています。各地域に最適化した処方のガイドラインとして運用することで、有効・安全で経済的な医療を提供する効果、すなわち医療費の適正化が期待されています。保険者が中心となって進めることは難しいですが、リフィル処方箋と同様に、「地域フォーミュラリの運用」というような項目が、保険者努力支援制度やデータヘルス計画の目標として設定されるかもしれません。

4 まとめ

多剤投与の対策を含む適正受診・適正服薬促進は、データヘルス計画の中でも重要性が増しています。特定健診・特定保健指導や重症化予防が医療費適正化に対しての効果が十分に認められないと指摘される中、適正受診・適正服薬は、直接的そして即効的に医療費適正化に寄与する可能性が高いからです。

実施方法については、課題は多く、現時点では試行錯誤の段階と言えます。医師会や薬剤師会、都道府県や国保連合会、委託業者、あるいは外部専門家を交えて、効果検証をしながら、より効果的な事業の確立を進めていく必要があります。

第4章

個別保健事業

参考 4-23　適正受診・適正服薬促進に関する主な評価指標

区　分	指　標
アウトカム	【短期】 ・通知等後の改善割合 【中長期】 ・重複受診、頻回受診、重複服薬等の割合
アウトプット	・通知数・率 ・保健指導数・割合などの実績
プロセス	・重複・多剤投与者等の概算の把握 ・対策実施による効果検証の実施 ・お薬手帳、ポリファーマシー、OCT等に関する普及・啓発の実施 ・対象者の抽出の適切さ（抽出基準、人数など）とその検討 ・通知媒体の内容の適切さとその検討 ・お薬手帳の利用率（薬局では把握可能） ・かかりつけ薬局、かかりつけ医を持つ人数・割合（地域薬剤師会で把握）
ストラクチャー	・予算、マンパワー ・医師会、薬剤師会等との連携 ・委託業者との連携 ・協力薬局数

下線は重要な指標（KPI相当）

参考 4-24　保険者努力支援制度（令和5年度市町村分）

5　加入者の適正受診・適正服薬を促す取組の実施状況

（1）重複・多剤投与者に対する取組（令和4年度の実施状況、令和3年度の実績を評価）

評　価　指　標	配点
①　重複・多剤投与者の抽出基準を設定し、対象者を抽出した上で、服薬情報の通知や個別に訪問・指導するなどの取組を実施し、かつ、取組実施後に対象者の処方状況をレセプト等で確認し実施前後で評価している場合	10点
②　①を実施した上で、本人や支援者に服薬状況や副作用の改善状況を確認し、実施前後で評価している場合	15点
③　重複・多剤投与者数（対被保険者1万人）が前年度から減少していること	10点
④　郡市区医師会や薬剤師会等地域の医療関係団体と連携して重複・多剤投与の対策を実施している場合	5点

（2）薬剤の適正使用の推進に対する取組（令和4年度の実施状況を評価）

評　価　指　標	配点
①　被保険者に対し、お薬手帳を1冊にまとめることやポリファーマシーに関する周知・啓発を行っている場合	5点
②　被保険者に対し、セルフメディケーションの推進（OTC医薬品の普及を含む）のための周知・啓発を行っている場合	5点

（保国発0630第1号　令和4年6月30日通知より）

※最新のものや留意点については、厚生労働省の通知などを参照すること。

9. 後発（ジェネリック）医薬品推進

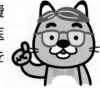

- 後発（ジェネリック）医薬品の使用により、医療費の多くを占める薬剤費を適正化することを目的とする事業です。国は、後発（ジェネリック）医薬品使用割合80％を目標に掲げ、多くの保険者は、主に差額通知などを行っており、その目標に近い値が達成されつつあります。
- 差額通知等による個人へのアプローチとともに、後発（ジェネリック）医薬品とその推進に関する被保険者や医師等の理解を高める普及・啓発の推進、事業の効果検証をさらに進める必要があります。

1 事業の概要

国は、後発（ジェネリック）医薬品の数量シェアの目標値を80％に掲げ、後発（ジェネリック）医薬品の使用促進を図っています。主な事業は、後発（ジェネリック）医薬品利用差額通知、すなわち、後発（ジェネリック）医薬品への切り替えを促進するため、後発（ジェネリック）医薬品に切り替えた場合の薬代の自己負担軽減額を通知することが中心となります。また、後発（ジェネリック）医薬品に関する情報提供、後発（ジェネリック）医薬品希望を医師や薬剤師に伝えやすくするための「希望シール」又は「カード」を作成し、被保険者へ配布したり、区市町村窓口に設置したりといった取組も含まれます。

後発（ジェネリック）医薬品の推進には、すでにさまざまな取組がなされ、使用割合は年々上昇しているものの、最近は伸び悩んでいる保険者が多いのも現状です。ただ、保険者努力支援制度上、使用割合に関するポイントは非常に高く、事業の重要性は大きいと言えます。

なお、近年、バイオ医薬品の後発（ジェネリック）医薬品に相当する "バイオシミラー" が医療費適正化の観点から注目されています。バイオシミラーの薬価は先発品の約7割程度ですが、バイオ医薬品の薬価がもともと高額であることを考えると医療費適正化への影響は小さくありません。

また、後発（ジェネリック）医薬品の品質についての問題も生じ、後発（ジェネリック）医薬品の品質への不安の高まり、供給量の減少などがありました。現在は、品質管理も徹底され、供給量も戻ってきているようです。

2 計画策定のポイント

1）背景と目的

一般的に記載すべき内容を 表4-28 に示しました。

背景には、医療費のうち薬剤費は多くを占めるため（約20数％）、医療費適正化を進めるに当たっては、薬剤費の伸びを抑制することが大切であることから、平均して安価な後発（ジェネリック）医薬品の使用促進が行われています。国は、後発（ジェネリック）医薬品使用割合の目標を80％（数量シェア）と掲げていることを記載します。また、当該保険者で行っていることや使用割合の現状などを記載することができます。

第4章 個別保健事業

目的には、医療費適正化を推進するために、後発（ジェネリック）医薬品の利用を促進することを記載します。

表4-28 後発（ジェネリック）医薬品推進の背景と目的（例）

背　景	・医療費の適正化に当たり、その多くを占める薬剤費の伸びを抑制するため、後発（ジェネリック）医薬品の使用促進が行われている。国は、後発（ジェネリック）医薬品使用割合の目標を80％（数量シェア）と掲げている。 ・〇市国保でも、差額通知などにより、後発（ジェネリック）医薬品利用促進を進めており、〇年度には〇％で、国の目標に近づいている。
目　的	・医療費適正化を推進するため、差額通知および普及啓発等の取組を通じて、後発（ジェネリック）医薬品の利用を促進し、その利用率を高めることを目的とする。

2）実施内容

記載すべき実施内容の項目を 表4-29 に示しました。

始めに、通知等を行う対象者の定義を記載します。切替による薬剤減少額などを設定して対象者を選択することが多いようです。年度によって異なるとは思いますが、方向性を記載しておくとよいでしょう（例：「切替による減少額が一定以上の人に対して」など）。設定に当たっては、医師会や薬剤師会、都道府県や連合会、外部専門家、委託業者等と相談します。

具体的な方法として、通知のみにするのか、電話や対面などでの相談を組合わせるかを検討します。実施スケジュールとしては、抽出、通知、評価等の時期に加えて、使用するデータの期間も確認しておくとよいでしょう。

対象者への取組のほか、被保険者・住民全体への普及啓発なども大切で、保険者努力支援制度の評価指標にもなっています。広報誌やホームページなどを活用しましょう。

表4-29 後発（ジェネリック）医薬品推進の実施内容の項目

項　目	記　載　内　容　等
対象者の設定	対象者の定義、抽出方法など
通知等の方法	通知文、通知時期など
実施スケジュール	使用するデータの期間、抽出、通知、評価等の時期
普及啓発、情報提供	被保険者・住民全体への普及啓発や情報提供の方法など
評　　価	効果検証の方法についても記載しておくとよい

3）評価指標

評価指標の例を 表4-30 に示しました。

KPI相当の重要な評価指標は「通知数・率」としました。基準に該当する者全員に通知すれば100％となりますので、評価としての意味はあまりないかもしれませんが、目標値（100％）の達成ということでは、都合のよい指標かもしれません。相談や指導などを行っている場合は、その相談・指導件数・率も指標となります。

短期アウトカム指標（精度管理・効果検証指標）は、「通知者の後発（ジェネリック）医薬品切替率」および「後発（ジェネリック）医薬品切替による医療費削減額」としました。これらは、

レセプトを調べることで、切替状況や削減額が評価できますし、通常、委託業者が算出してくれるでしょう。後発（ジェネリック）医薬品切替による削減額と事業に使用した予算を比較すれば、費用便益分析も可能です。

　本事業の最終的なアウトカムは、「後発（ジェネリック）医薬品の使用割合」で、保険者努力支援制度の評価指標にもなっています。使用割合は、数量をもとにしたもの（数量シェア）と金額をもとにしたもの（金額シェア）がありますが、通常、数量シェアが使用されます。

　プロセス指標とストラクチャー指標の例は 参考 4-25 に示しました。しいて設定するのであれば、プロセス指標は、「差額通知による切替状況の把握等の効果検証の有無」、「差額通知対象者や差額通知での情報提供の内容などの適切さについての検討と見直しの有無」、ストラクチャー指標は、「医師会、薬剤師会等を含む連携会議などの設置」がよいでしょう。

表 4-30　後発（ジェネリック）医薬品推進の評価指標の例

区　分	指　標	備　考
①KPI （主要アウトカム・ アウトプット指標）	・通知数・率 ・相談・指導件数・率(実施している場合)	通知率は、基準に該当する人への通知であれば通常100％となる。
②短期アウトカム指標 （精度管理・ 効果検証指標）	・通知者の後発（ジェネリック）医薬品切替率 ・後発（ジェネリック）医薬品切替による医療費削減額	レセプトを調べることで、切替状況や削減額が評価できる。
③中長期アウトカム指標 （モニタリング指標）	・後発（ジェネリック）医薬品の使用割合	数量シェア
④費用分析	・後発（ジェネリック）医薬品切替による医療費削減額対事業費	切替による削減額と事業実施予算を比較する。

4）目 標 値

　通知率は、設定した基準に該当する人全員への通知が基本ですので、目標値は100％となるでしょう。相談件数・率の目標値は、これまでの実績などから任意で設定することになります。

　通知者の後発（ジェネリック）医薬品切替率は、統一の目標値はありませんので、これまでの実績などから設定することになります。

　後発（ジェネリック）医薬品の使用割合については、国の目標値である80％が目安となります。現状やこれまでの推移から80％が高すぎると思われた場合でも、達成の可能性はありますので、計画の最終年度には80％と設定しておくことを勧めます。すでに達成している場合は、保険者努力支援制度の評価基準に沿って、全自治体の上位1割（年度によって数値は変化）や、毎年度上昇などを目標とすることができます。

3 推進のポイント

1）体制の整備

　後発（ジェネリック）医薬品に関しては多くの関係者が存在します。特に、医師会や薬剤師会が重要な関係者です。本事業を円滑に実施するためには、こうした関係者を巻き込み、事業に対して理解を得る必要があります。国保運営協議会、データヘルス計画に関連した委員会等で、関

第4章 個別保健事業

係者とともに本事業を検討することが求められます。

　なお、後発（ジェネリック）医薬品に対して否定的な医師等も少なからずいます。そのような方がデータヘルス計画に関与している場合、本事業を積極的に進めることが難しい場合もあります。否定的な意見は受け止めつつ、差額通知などの基本的な事業はきちんと行いましょう。

2）通知対象者と通知方法

　通知対象者の設定として、後発（ジェネリック）医薬品への切替差額を設定している場合が多いようです。（主に自己負担の差額が）100円以上、500円以上など、保険者で任意に設定することができます。低めの額で多くの人に通知する方がよいのか、高めの額で絞って通知する方か、どちらが効果的かはわかりませんので、実施後の切替率・削減額などを把握して、検討・見直しを行うことが必要です。なお、差額だけでなく、薬の種類など（保険者全体で使用量の多い薬など）で対象者を絞るなどの方法もあります。

　なお、通知書には、薬品名や差額の他、後発（ジェネリック）医薬品についての基本的な情報、切替の必要性、医師や薬剤師への相談の仕方などを記載しておきます。

3）データ分析や効果検証

　保険者努力支援制度の評価指標にもあるように、後発（ジェネリック）医薬品の使用状況に関して、年齢別等の分析が効果的な事業の実施には必要です。年齢別等に加えて、薬品・種類別などもよい情報になります。こうした分析は、レセプトを利用することで可能ですが、国保連合会や専門家からの助言やサポートを得ることが望ましいです。

　また、効果検証として、差額通知対象者における後発（ジェネリック）医薬品の切替状況、全体の使用割合、さらには費用に関する評価（切替による医療費の削減額と事業費との差など）を行うことも必要です。KDBの帳票で把握可能となっています。

　後発（ジェネリック）医薬品促進のロジックモデル（例）を 図 4-5 に示しました。後発医薬品への切替までにはいくつかの過程がありますので、切替は簡単ではなく、また、評価が難しいことがわかるでしょう。

図 4-5 　**後発（ジェネリック）医薬品促進のロジックモデル（例）**

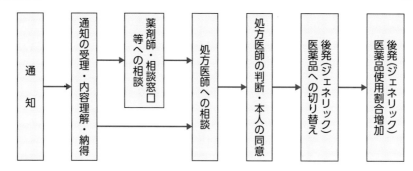

4）外部業者の活用

　外部業者に委託して事業を実施している保険者が多いようです。保険者自身の負担をかけずに事業を実施することができる利点はありますが、実施状況や効果については検証する必要があります。差額通知等の対象者の適切さ、通知の方法や内容、その効果などについて、関係者や専門

家とともに検討し、必要に応じて見直す必要があります。

5）普及啓発・情報提供

　被保険者等に対して、後発（ジェネリック）医薬品についての知識、それを推進する意義等を普及啓発する取組が重要です。先発医薬品の方がよく効く、ジェネリックは信用できない、安かろう悪かろう、などの意見が一般の方にも医療者にも少なからず存在します。後発（ジェネリック）医薬品への誤解や過度な心配を解き、医療費適正化への認識を高めるための普及啓発と情報提供は保険者の重要な役割です。

4 まとめ

　さまざまな施策により後発（ジェネリック）医薬品使用割合は年々増え、国の目標である使用割合80％達成も間近にせまり、逆に、その伸び率は頭打ちになりつつあります。一方、後発（ジェネリック）医薬品メーカーの不祥事や流通不足は後発（ジェネリック）医薬品の利用を妨げる要因にもなりました。

　医療費の多くは、自身のポケットからではなく、若い人も含む被保険者の保険料や税金から支出されています。リフィル処方箋やフォーミュラリといった新しい取組と組合わせることで、適切な薬の処方を含む後発（ジェネリック）医薬品の使用推進が期待されます。

参考 4-25　後発（ジェネリック）医薬品に関する主な評価指標

区　分	指　標
アウトカム	【短期】 ・<u>通知者の後発（ジェネリック）医薬品切替率</u> ・<u>後発（ジェネリック）医薬品切替による医療費削減額</u> 【中長期】 ・<u>後発（ジェネリック）医薬品の使用割合（使用割合の伸び、全自治体での順位含む）</u>
アウトプット	・<u>差額通知数・率</u> ・相談・指導件数・率（相談・指導を実施している場合） ・後発（ジェネリック）医薬品希望シール・カード使用数・率
プロセス	・後発（ジェネリック）医薬品の使用状況（年齢別、薬品別等）のデータ分析の有無 ・事業計画における数値目標の設定の有無 ・差額通知による切替状況の把握等の効果検証の有無 ・差額通知等における後発（ジェネリック）医薬品の品質などについての情報提供の有無 ・差額通知対象者や差額通知での情報提供の内容などの適切さについての検討と見直しの有無 ・後発（ジェネリック）医薬品希望シール・カード等の実施の有無 ・費用対効果・便益の検討の有無
ストラクチャー	・医師会、薬剤師会等を含む連携会議などの設置 ・後発（ジェネリック）医薬品の使用状況、事業の評価等のデータ分析を実施できる体制 ・予算の確保

下線は重要な指標（KPI相当）

第4章

個別保健事業

参考 4-26　保険者努力支援制度（令和5年度市町村分）

6　後発医薬品の使用促進に関する取組の実施状況

（1）後発医薬品の促進の取組（令和4年度の実施状況を評価）

評　価　指　標	配点
①　後発医薬品の使用状況について、年齢別等に類型化し、把握した上で、事業の目標数値を設定し、事業計画等に記載している場合	5点
①の取組に加え、以下の基準を全て満たす後発医薬品の差額通知の事業を実施している場合	
②　通知前後で後発医薬品への切り替えが行われているか、国保連合会から提供される帳票等により確認し、切り替え率及び切り替えによる削減額を把握している場合 ③　被保険者に対し、後発医薬品についての更なる理解の促進を図るため、差額通知等において、後発医薬品の品質や使用促進の意義等に関する情報を記載している場合	5点

（2）後発医薬品の使用割合（令和3年度の実績を評価）

評　価　指　標	配点
①　後発医薬品の使用割合の政府目標である目標値（80％）を達成している場合	70点
②　①の基準を達成し、かつ使用割合が全自治体上位1割に当たる〇〇％を達成している場合	20点
③　①の基準を達成し、かつ令和2年度の実績と比較し、使用割合が向上している場合	30点
④　①の基準は達成していないが、使用割合が全自治体上位7割に当たる○○％を達成している場合	30点
⑤　④の基準を達成し、かつ令和2年度の実績と比較し、使用割合が3ポイント以上向上している場合	25点
⑥　①及び④の基準は達成していないが、令和2年度の実績と比較し、使用割合が3ポイント以上向上している場合	20点
⑦　①の基準は満たさず、かつ令和元年度の使用割合から令和3年度の使用割合が連続して低下している場合	−10点

（保国発0630第1号　令和4年6月30日通知より）

※最新のものや留意点については、厚生労働省の通知などを参照すること。

10. 地域包括ケア推進・一体的実施

- 地域包括ケアおよび保健事業と介護予防事業の一体的実施は、自治体と保険者の役割として重要となっています。
- 国のガイドライン等で、ハイリスクアプローチおよびポピュレーションアプローチ（通いの場等）について、一定の方法は示され、国としては全保険者での実施が目的です。
- 保険者（国保部門）にとっては、後期高齢者広域連合や介護部門等との連携、専門職の確保、効果検証などの点で課題は少なくありません。まずは、各保険者・自治体の状況に応じて、対象を絞ってでもよいので、実績を積んでいくことが大事です。

1 事業の概要

　近年、データヘルス計画に関連して重視されているのが、地域包括ケアの推進と一体的実施です。地域包括ケアは、主に市町村の役割として、医療・介護・予防・生活支援が一体的に提供される仕組みです。一方、一体的実施は、保健事業と介護予防事業を一体的に実施するものです。いずれも、高齢者を主な対象とし、疾病予防とともに、いわゆる"フレイル"や要介護状態への移行を予防することが重要であるとの認識が高まっていることが背景にあります。

　令和元年には、国民健康保険法や介護保険法等が改正され、法律のもとに一体的実施が推進されています。ただし、国保部門は高齢者等の介護予防に関わる機会がこれまでは少なく、また、それを行う専門職がいないのが一般的で、どのような事業や取組が理想的で、効果的なのかは手探りの段階です。一方で、保険者努力支援制度でのポイントも少なくないため、保険者にとってなんらかの取組を行うことが必要となっています。

　事業は大きく、ハイリスクアプローチとポピュレーションアプローチからなります。ハイリスクアプローチは、レセプトや健診等のデータから、対象者を抽出し、「低栄養防止・生活習慣病等の重症化予防」、「重複・頻回受診者、重複・多剤投与者等への相談・指導」「健康状態が不明な高齢者の状態把握、必要なサービスへの接続」などを行うものです。ポピュレーションアプローチは、いわゆる"通いの場"の推進が主な事業です。

　なお、厚生労働省等は、ガイドライン（下記資料参照）や事例集等を公開しています。これらを参考にすれば、それなりの事業を行うことは可能ですが"やらず嫌い"になっている傾向があります。また、今のところ、保険者努力支援制度でも、実績（アウトプット／しかも、実績の数ではなくて、やったかどうか）は求められていますが、成果（アウトカム）は求められていませんので、まずは何人でも、どんな形でも実施することが大切です。

資料：厚生労働省. 高齢者の保健事業について
https://www.mhlw.go.jp/stf/seisakunitsuite/bunya/kenkou_iryou/iryouhoken/hokenjigyou/index_00003.html

第4章

個別保健事業

2 計画策定のポイント

1）背景と目的

　一般的に記載すべき内容を 表4-31 に示しました。

　背景は、先に述べたような人口の高齢化に伴う要介護状態やフレイルを予防することが重要であること、国が地域包括ケアや一体的実施を推進していることを記載します。これまでの実績についての記載もできます。

　目的としては、最終的には、要介護者やフレイルの状態にある人を減少させることですが、それを達成させるには、かなりの対象者への取組が必要ですし、また時間がかかります。そこで下記のように、通い場の活用、保健指導や医療機関へのつなぎを推進することを主な目的とするという記載にしています。

表4-31 地域包括ケア推進・一体的実施の背景と目的（例）

背　景	・人口の高齢化が進む中で、高齢者の要介護状態やフレイルの予防が重要となっている。令和元年改正の国民健康保険法や介護保険法等のもと、市町村において、地域包括ケアとともに保健事業と介護予防の一体的実施が推進されている。 ・〇市では、介護部門等との連携とともに、〇年より事業を開始したが、まだ十分な実施ができていないのが現状である。
目　的	・関係部門・機関と連携し、通いの場等を活用した高齢者の社会参加を推進するとともに、要介護やフレイルのリスクを持つ高齢者に対して訪問等による保健指導や関係機関へのつなぎを行い、ひいては高齢者の健康状態を改善することを目的とする。

2）実施内容

　記載すべき実施内容の項目を 表4-32 に示しました。この事業には、ハイリスクアプローチと、ポピュレーションアプローチがありますので、それぞれ分けて記載するとよいでしょう。

　ハイリスクアプローチは、後期高齢者医療広域連合から委託を受けて、対象者（低栄養、重複・頻回受診者、健康状態が不明な高齢者など）に対して指導等を行うものです。必要に応じて、適宜、適切な医療機関などにつなげることも役割です。

　ポピュレーションアプローチは、主に通いの場の推進や通いの場での活動です。どこで、誰が、どのような内容を行うのかを計画して、記載します。

　介護部門等との連携などについては、連携する組織名とそれぞれの役割、参加する会議などについてもまとめてみましょう。

表4-32 地域包括ケア推進・一体的実施の実施内容の項目

項　目	記　載　内　容　等
実施内容（1） ハイリスクアプローチ	対象者、利用者募集方法、指導や保健指導等の実施者および実施内容など
実施内容（2） ポピュレーションアプローチ	実施場所、実施者、実施内容（健康教育等）など
介護部門等との連携	介護部門等との連携として、連携する組織名とそれぞれの役割、会議への参加など
実施スケジュール	実施のスケジュール

3）これまでの取組と現状

　計画の前半の部分（現状と課題など）に、本事業に関連した現状などが記載されているかもしれません。要介護者の割合とその推移、通いの場の数と利用者数などです。これらの数値は、介護保険事業計画にも掲載されているかもしれません。

　他の保健事業とは少し性格の違う事業ですから、個別保健事業のところに再掲したり、詳しいデータを記載したりするのもよいでしょう。

4）評価指標

　評価指標の例を 表4-33 に示しました。

　KPI（主要アウトカム・アウトプット指標）は、「事業（指導・訪問・支援等）の実施数・割合」としました。ハイリスクアプローチで指導や訪問した実施数や、対象者のうちの実施した割合が指標となります。

　短期アウトカム指標（精度管理・効果検証指標）は、「訪問・指導・支援等によるフレイル・栄養状況等改善割合」と「必要な施設等につなげた割合」としました。訪問・指導・支援等を行った対象者についての成果を何らかの形でまとめましょう。

　中長期アウトカム指標（モニタリング指標）として、「フレイル、低栄養等の割合」と「要介護等の認定者数・割合」としました。自治体や保険者全員を分母とするこれらの指標を、事業や取組の成果として変化させることは難しいと思われますから、あくまで参考として観察することになります。

　なお、ポピュレーションアプローチである通いの場についての指標は備考欄に示しました。

　プロセス指標とストラクチャー指標の例は 参考4-27 に示しました。しいて設定するのであれば、プロセス指標は、「地域包括ケアの議論の場への国保部門としての参画」、「国保、後期高齢者医療、介護保険のデータ等の統合的分析の実施」、ストラクチャー指標は、「専門職の確保・配置」、「国保部門も参加する地域包括ケアの議論の場の設定」がよいでしょう。

表4-33　地域包括ケア推進・一体的実施の評価指標の例

区　分	指　標	備　考
①KPI （主要アウトカム・ アウトプット指標）	・事業（指導・訪問・支援等）の実施数・割合	ポピュレーションアプローチでは、「通いの場の数」、「通いの場での活動回数」
②短期アウトカム指標 （精度管理・ 効果検証指標）	・訪問・指導・支援等によるフレイル・栄養状況等改善割合 ・必要な施設等につなげた割合	ポピュレーションアプローチでは、「通いの場の利用者数」
③中長期アウトカム指標 （モニタリング指標）	・フレイル、低栄養等の割合 ・要介護等の認定者数・割合	単年度あるいは数年度の事業では評価は困難
④費用分析	・指導・訪問、支援等の一人当たり費用	

5）目標値

　KPI（主要アウトカム・アウトプット指標）である「事業（指導・訪問・支援等）の実施数・割合」の目標値は、すでに実施しているところでは、これまでの実績を参考にしながら数値目標

を立てましょう。

　短期アウトカム指標（精度管理・効果検証指標）である「訪問・指導・支援等によるフレイル・栄養状況等改善割合」と「必要な施設等につなげた割合」の数値目標を設定するのは困難ですが、あえて設定するとすれば、いずれも100％、すなわち、訪問・指導した人へは全員効果があるとするのもよいでしょう。

　中長期アウトカム指標（モニタリング指標）である「フレイル、低栄養等の割合」と「要介護等の認定者数・割合」については、現状の値があれば、それを参考に目標値を設定することはできます。しかし、本事業の効果としてこれらの数値が改善することは難しいと思われますので、数値目標に意味はないかもしれません。

　なお、要介護等の認定者数・割合、通いの場の数・参加人数等について介護保険事業計画においても定められている場合には、そちらとの整合性をとる必要があります（数値を引用すればよい）。

❸ 推進のポイント

1）介護予防の現状を知る

　介護予防でどのような事業や取組が行われているかを知ることが第一歩です。介護予防では、表4-34 、表4-35 のような、在宅医療・介護連携推進事業や地域支援事業が行われています。また、介護保険者に対しては、保険者機能強化推進交付金および介護保険保険者努力支援交付金があり、保健事業の保険者努力支援制度と類似のインセンティブがあります。

　近年、注目されているのが、いわゆる"通いの場"です。高齢者が通所し、さまざまな活動を行うことにより、介護予防、フレイル予防、医療費の適正化等が推進されることが期待されています。

　このような介護予防の事業や取組が、自分の自治体でどのように実施されているか、どのような組織等があるのかを把握することが第1のステップです。取組の状況を把握し、その中で親和性の高いもの（例えば、通いの場での予防教室、訪問サービス、情報提供など）から連携を進めるとよいでしょう。

表4-34　主な在宅医療・介護連携推進事業

・地域の医療・介護資源の把握
・在宅医療・介護連携の課題の抽出と対応策の検討
・切れ目のない在宅医療と介護の提供体制の構築推進
・医療・介護関係者の情報共有の支援
・在宅医療・介護連携に関する相談支援
・医療・介護関係者の研修
・地域住民への普及啓発
・在宅医療・介護連携に関する関係市区町村の連携

表4-35　介護保険の主な地域支援事業

・介護予防・生活支援サービス事業：訪問型サービス、通所型サービス、その他の生活支援サービス（配食、見守り等）、介護予防ケアマネジメント
・一般介護予防事業：介護予防把握事業、介護予防普及啓発事業、地域介護予防活動支援事業、一般介護予防事業評価事業、地域リハビリテーション活動支援事業
・地域包括支援センターの運営
・地域ケア会議の開催

国のワーキンググループの指標との比較

　「高齢者保健事業の実施計画（データヘルス計画）策定の手引き」で示された指標例を示しました。 表4-36 とほぼ同じ考え方で、アウトプットとして示されている指標は、表4-33 のKPIとほぼ同様です。ただ、表4-36 のアウトカムは、短期アウトカム指標と中長期アウトカム指標が混在し、評価が混乱する可能性があります。

表4-36　個別保健事業（一体的実施）の評価指標例

	低栄養	糖尿病性腎症重症化予防	健康状態不明者対策
アウトプット	・支援対象者のうち、支援できた者の人数・割合	・支援対象者のうち、支援できた者（個別支援・受診勧奨）の人数・割合	・支援対象者のうち、現状把握ができた者の人数・割合 ・医療・介護等の支援へつなぐ必要があると把握された者の人数
アウトカム	・体重が維持（±0.9kg）・改善（＋1kg）できた者の人数・割合 ・低栄養傾向（BMI20以下）の者の人数、割合 ・1年後の要介護認定の状況	・受診勧奨事業：対象者のうち、受診した者（服薬治療を開始した者、傷病名＋（検査、生活習慣病管理料）等で受診が確認できた者）の人数、割合 ・治療中断者のうち健診又は受診につながった者（服薬治療を再開した者、傷病名＋（検査、生活習慣病管理料）等で受診が確認できた者）の数・割合 ・HbA1c≧8.0％の人数、割合の変化 ・SBP≧160orDBP≧100以上の割合の変化	・健診受診した者の人数・割合 ・医療・介護サービス等が必要と判断される者のうち、医療・介護サービス等につながった者の人数・割合

	服薬指導（多剤）	口腔	身体的フレイル
アウトプット	・支援対象者のうち、支援できた者の人数・割合	・支援対象者のうち、支援できた者の人数・割合	・支援対象者のうち、支援できた者の人数・割合
アウトカム	・介入前後3ヶ月の受診状況（受診医療機関数、受診回数） ・介入前後3ヶ月の処方薬剤数が15剤以上の人数、割合 ※特定の月のみ多い・少ないという状況も想定されるため、介入前3月分と、介入後3月分を評価することが重要	・歯科医療機関の受診状況 ・後期高齢者の質問票（4咀嚼「はい」・5嚥下「はい」）と回答した者の人数、割合 ・（介入者のうち、誤嚥性肺炎の既往がある者については）介入1年後の誤嚥性肺炎の罹患状況 ・1年後の要介護認定の状況	・適切なサービス（専門職、地域支援事業等）へつながっている人数、割合 ・後期高齢者の質問票（①健康状態「4、5」かつ⑦歩行速度「はい」または⑦歩行速度「はい」かつ⑧転倒の該当者「はい」と回答した者の人数、割合 ・1年後の要介護認定の状況

「高齢者保健事業の実施計画（データヘルス計画）策定の手引き」より

第4章　個別保健事業

2）具体的な取組

　具体的な事業や取組は多種多様ですが、厚生労働省のガイドライン等でも一定の取組のメニューが示されています。「■事業の概要」で示したように、主なものは以下のようになります。

①ハイリスクアプローチ
　・低栄養防止・生活習慣病等の重症化予防
　・重複・頻回受診者、重複・多剤投与者等への相談・指導
　・健康状態が不明な高齢者の状態把握、必要なサービスへの接続

②ポピュレーションアプローチ：通いの場等への積極的な関与
　・フレイル予防の普及啓発、運動・栄養・口腔等取組等の健康教育・健康相談を実施
　・フレイル状態の高齢者を把握し、低栄養や筋力低下等の状態に応じた保健指導や生活機能向
　　上の支援等を行う
　・健康に関する相談や不安等について日常的に気軽に相談が行える環境づくりの実施

　国のガイドラインや公開されている先行事例を参照することができます。ハイリスクアプローチについては、ある程度の専門的知識や技術を持っていれば、それほどハードルの高いものではないかもしれません。ポピュレーションアプローチ（通いの場）については、通いの場を担当する介護部門あるいは衛生部門と連携することが大切です。

3）連合会や広域連合等との連携

　本事業を行うためには後期高齢者医療保険や介護保険のデータの活用が必要です。事業や取組の対象者の抽出、あるいは基本的なデータ分析（医療費、患者数等の分析）には、国保連合会や広域連合の協力が不可欠です。また、指導や健康教育等の事業の実施に当たっては、衛生部門との連携が効果的です。

　保険者努力支援制度でも、関連する議論の場への参画、関連部門や組織等との連携、情報共有などが評価指標となっています。その意味で、国保部門が介護関係の"輪"に加わることが大切です。

4）専門職の確保

　取組の内容自体（特にハイリスクアプローチ）は、専門職がいれば、実施することはそれほどハードルの高いものではありません。したがって、本事業の実施の鍵は、専門職（保健師、看護師、管理栄養士、歯科衛生士等）の確保です。国保部門に専門職がいない場合や、いても本事業を行う余裕のない場合は、補助金等を活用して、外部の専門職を活用することが必要となります。地域にある専門職の団体（在宅保健師会、栄養士会等）、訪問看護ステーションなどと連携するのもよいかもしれません。

　なお、令和5年度より、企画・調整として、保健師等以外の専門職の活用が、期限付きですが可能となっています。

5）効果検証

　事業の効果をどのように評価すればよいかという質問がよくありますし、それはもっともな質問です。一体的実施や通いの場については、研究レベルでは一定の効果があることがわかっていますが、実際にどの程度の効果があるかは明確ではありません。実施した場合も、集団全体に影

響を与えるほど多くの人を対象とすることはできません。したがって、本事業の効果（特に保険者や自治体全体への）を検証することは不可能と考えた方がよいでしょう。

ただし、個々のケースがうまくいったか（フレイルの改善、栄養状態の改善、生活習慣の改善、重複・多剤投与等の改善、など）はできる限り把握します。また、事業の評価としては、まずは実績（指導数、相談数、訪問数など）を重要な指標とするのが現実的です。

4 ま と め

従来からのデータヘルス計画の事業（特定健診・特定保健指導含む）は、74歳までの人（特に予防）を対象とすることで、それ以降の医療費を適正化することを目的としていました。しかし、実際にはなかなかうまくいかず、むしろ、75歳以上の人そのものを対象とした取組が、医療と介護の費用の適正化に効果があるのではという考えが、この地域包括ケア・一体的実施の背景にあると思われます。

とはいえ、広域連合にも、介護保険部門にも、保健指導等のノウハウやマンパワーがないというのが現状で、そのため、データヘルス計画や特定健診・特定保健指導である程度のノウハウと経験のある国保部門が一緒に担当するということになったという構図だと理解しています。

しかし、それにこたえるノウハウやマンパワーが国保部門にあるわけではありません。しかも、ガイドラインで提示されている事業の効果も必ずしも十分に確立されてはいません。こういう試行錯誤の状況であることを理解し、無理のない範囲で進めていけばよいのではないでしょうか。

参考 4-27 地域包括ケア・一体的実施に関する主な評価指標

区　分	指　標
アウトカム	【短期】 ・訪問・指導・支援等によるフレイル・栄養状況等改善割合 ・必要な施設等につなげた割合 【中長期】 ・フレイル、低栄養等の割合 ・要介護等の認定者数・率
アウトプット	・事業（指導・訪問・支援等）の実施数・割合 ・通いの場の数・参加人数
プロセス	・地域包括ケアの議論の場への国保部門としての参画、地域課題の共有、対応策の検討 ・地域支援事業への国保部門として参画 ・KDB等を活用した前期高齢者等のハイリスク群・予備群等の抽出と国保部門としての支援 ・国保、後期高齢者医療、介護保険のデータ等の統合的分析の実施
ストラクチャー	・専門職の確保・配置 ・国保部門も参加する地域包括ケアの議論の場の設定 ・他部門との連携

下線は重要な指標（KPI相当）

第4章 個別保健事業

参考 4-28　保険者努力支援制度（令和5年度市町村分）

4　地域包括ケア推進・一体的実施の実施状況
（1）地域包括ケア推進の取組（令和4年度の実施状況を評価）

評　価　指　標	配点
国保の視点から地域包括ケアの推進に資する下記のような取組を国保部局で実施している場合	
①　地域包括ケアの構築に向けた医療・介護・保健・福祉・住まい・生活支援など部局横断的な議論の場に国保部局として参画し、KDB等を活用したデータ提供等により地域の課題を共有し、対応策を検討するとともに、地域支援事業に国保部局として参画	8点
②　KDB等を活用して前期高齢者等のハイリスク群・予備群等を抽出し、国保部局として当該ターゲット層に対する支援を実施（お知らせや保健師等専門職による個別支援、介護予防を目的とした取組等）	7点
③　国保直診施設等を拠点とした取組をはじめ、医療・介護関係機関の連携による地域包括ケアの推進に向けた取組の実施	5点

（2）一体的実施の取組（令和4年度の実施状況を評価）

評　価　指　標	配点
①　後期高齢者医療広域連合から保健事業実施の委託を受け、専門職を活用し、国保の保健事業について後期高齢者医療制度の保健事業と介護保険の地域支援事業と一体的に実施	10点
②　①の事業の実施に当たり、国保のデータに加え、後期高齢者医療及び介護保険のデータについても、KDB等を活用した分析を総合的に実施	10点

（保国発0630第1号　令和4年6月30日通知より）

※最新のものや留意点については、厚生労働省の通知などを参照すること。

参考 4-29　保険者努力支援制度の指標に基づく具体的な取組の例

（1）地域包括ケア推進の取組

保険者努力支援制度の指標	具体的取組の例
①地域包括ケアの構築に向けた医療・介護・保健・福祉・住まい・生活支援など部局横断的な議論の場へ国保部門として参画し、KDB等を活用したデータ提供等により地域課題を共有し、対応策を検討するとともに、地域支援事業に国保部門として参画	関連分野との連携会議を開催（既存にあれば参加）し、KDB等で分析したデータを提供し、対応策を協議する。地域支援事業に何らかの形で国保部門として参加する。
②KDB等を活用して前期高齢者等のハイリスク群・予備群等を抽出し、国保部門として当該ターゲット層に対する支援を実施（お知らせや保健師等専門職による個別支援、介護予防を目的とした取組等）	KDBやレセプト等を使用して、脳血管疾患発症者、糖尿病、腎障害等の者を抽出し、個別指導を行う。
③国保直診施設等を拠点とした取組をはじめ、医療・介護関係機関の連携による地域包括ケアの推進に向けた取組の実施	公的医療機関、公的施設等を活用し、通いの場を作り、疾病予防や介護予防の取組を行う。

（2）一体的実施の取組

①後期高齢者医療広域連合からの保健事業の委託を受け、専門職を活用し、国保の保健事業について後期高齢者医療制度の保健事業と介護保険の地域支援事業との一体的な実施	広域連合から提供された対象者に対して、重症化予防、重複・多剤処方などの指導等を行う。
②①の事業の実施に当たり、国保のデータに加え、後期高齢者医療および介護保険のデータについても、KDB等を活用した分析を統合的に実施	後期高齢者や介護保険のデータから、上記の事業の対象者を抽出したり、基本的な統計データを集計したりする。

付録

ワークシート

ワークシートは以下からダウンロード可能です。

帝京大学産業環境保健学センター
http://tcoeh.org/post-836/

社会保険出版社
https://shaho-net.co.jp/product/data_health.html

計画策定用シート１　課題の整理

● 本シートは、データヘルス計画策定に当たり、課題を整理するためのものです。

● シートは、データ分析の結果に基づく「課題の整理１　データ分析より」と、前期計画の評価に基づく「課題の整理２　前期計画の評価より」の２つに分かれています。

課題の整理１　データ分析より

● レセプトや健診等のデータ分析の結果、さまざまな課題が抽出されます。その中で、データヘルス計画で取り組むべき課題を挙げ、その根拠となったデータ、課題解決のための事業を整理します。

● 「データ分析」→「課題抽出」（言語化や優先課題の決定含む）→「課題解決のための事業立案」という計画策定の流れを踏まえたものです。

● 前期（現行）の計画に記載されている課題も参考になります。

● 課題は挙げるときりがありませんので、まとめられるものはまとめたり、優先性を考えるなどして、あまり数が多くならないようにします。10 〜 20程度が目安でしょう。

● ここで挙げる課題は、「計画策定用シート２」の「計画全体の整理１および２」の「2. 下位目的」の項目に対応するのが理想です。

課題の整理２　前期計画の評価より

● 前期計画の評価ができている場合は、その結果から課題を挙げることもできます。

● 個別保健事業（あるいは計画全体）で、複数の課題を挙げることもできます。

※適宜、枠を追加すること

課題の整理1　データ分析より

課　題	優先性	課題解決のための事業案	課題の根拠 （省略可）

※適宜、枠を追加すること

付　録

ワークシート

139

※適宜、枠を追加すること

課題の整理２　前期計画の評価より

前期計画の事業	課　題	優先性

※適宜、枠を追加すること

記入のポイント

課題の整理1　データ分析より

課　題	優先性	課題解決のための事業案	課題の根拠 （省略可）
解決すべき主な課題を列挙する。 例えば、「生活習慣病の有病率・医療費の増加」「人工透析患者・医療費の増加」「医療費（特に薬剤費）の増加」など。挙げる数は10〜20くらいか。理想的には、ここで挙げた課題が、「計画策定用シート2　目的の整理」の下位の目的に関連する。		左記で挙げた課題を解決するための事業を記入する。現行の事業、今後行う予定の事業、行うかどうかわからない事業などを含めて記入する。	
	"○"（＝非常に高い）、"△"（＝高い）"（空白)"（＝高くない）あるいは「非常に高い」「高い」「高くない」などを記入。		ここでは省略するが、課題の根拠となるデータなどがあるはずなので、頭に入れながら課題をシートに記入する。

課題の整理2　前期計画の評価より

前期計画の事業	課　題	優先性
特定健康診査・特定保健指導、糖尿病性腎症重症化予防などの個別保健事業なのかあるいは計画全体なのかを記入する。	先の個別保健事業、あるいは計画全体ごとに、課題を挙げる。ひとつの保健事業に複数の課題を挙げることもできる。	
		"○"（＝非常に高い）、"△"（＝高い）"（空白)"（＝高くない）あるいは「非常に高い」「高い」「高くない」などを記入。

付録

ワークシート

計画策定用シート2　目的の整理

● 本シートは、データヘルス計画策定に当たり、計画の目的と関連する事業を整理するためのものです。

● 目的としては、計画の最終ゴールとして目的、それを達成させるための下位の目的があります。そして、下位の目的に対応する事業を整理することができます。

● 目的は細かく挙げればきりがありませんが、「計画策定用シート1　課題の整理」と同様に、多すぎないように（10前後が目安）まとめたり、優先順位を付けたりします。

● 下位目的は、「計画策定用シート1　課題の整理」での課題に対応させるのが理想です。「計画策定用シート1　課題の整理」を横に置きながら、そこで出された課題を解決する時の目的を記入するとよいでしょう。

● さらに、下位目的ごとにそれに関連する事業を挙げましょう。

● 理想的には、下位目的ごとに指標を挙げるのがよいのですが、この時点で指標を検討するのは大変なので、指標は、個別保健事業を考える（「計画策定用シート4　個別保健事業の計画」）時に、検討するのがよいでしょう。ただし、上の目的の指標は残しています。

● 「計画全体の整理2」は、下位目的をさらに2つの階層（中目的、小目的）に分けたものです。
　▶ 中期（数年～）で達成できそうなものが中目的、短期（1年～数年）で達成できそうなものが小目的となります。事業によっては中目的が共通するものもあります。
　▶ 2段階に分けたものができると、個別保健事業の評価方法が整理しやすくなります。中目的が中長期的なアウトカムの評価、小目的が短期のアウトカムまたはアウトプットの評価に関連します。

※適宜、枠を追加すること

計画全体の整理1

1. 目 的

目　的	指　標

2. 下位目的　※必要に応じて追加すること

目　的	関連する個別保健事業

※適宜、枠を追加すること

付　録

ワークシート

計画全体の整理2

1. 目 的

目 的	指 標

2. 下位目的（2段階）　※必要に応じて追加すること

中 目 的	小 目 的	関連する個別保健事業

※適宜、枠を追加すること

計画全体の整理1

1. 目　的

目　的	指　標
計画全体の目的を記入。例えば、「健康寿命を延伸する」「医療費を適正化する」など。	左記の目的に関連する指標を挙げる。例えば、健康寿命、平均自立期間、一人当たり医療費、など。

2. 下位目的　※必要に応じて追加すること

目　的	関連する個別保健事業
上記の目的を達成させるための下位の目的を記入する。例えば、「生活習慣病の重症化を予防する」「メタボリックシンドローム該当者を減少させる」「適正服薬・受診を推進する」など。 数としては10前後が目安か。 これが、次期計画の"柱"もしくは個別保健事業の目的になる。	左記の目的に関連する事業を列挙する。 例えば、「生活習慣病の重症化を予防する」に対しては、糖尿病性腎症重症化予防、医療機関受診勧奨など、「メタボリックシンドローム該当者を減少させる」に対しては、特定健診・特定保健指導など。

計画全体の整理2

1. 目　的（略　上記と同様）

2. 下位目的（2段階）　※必要に応じて追加すること

中　目　的	小　目　的	関連する個別保健事業
上記の目的を達成させるための下位の目的を記入する。 例えば、「生活習慣病の重症化を予防する」「メタボリックシンドローム該当者を減少させる」「適正服薬・受診を推進する」など。 数としては5～10が目安か。 これが、次期計画の"柱"もしくは個別保健事業の目的になる。	左記の目的（中目的）を達成させるためのさらに下位の目的を記入する。 例えば、中目的＝「メタボリックシンドローム該当者を減少させる」であれば、「特定健康診査の受診・特定保健指導の利用の促進」、「保健指導利用者のメタボリックシンドロームの改善」など。 これが、個別保健事業のより具体的な目的（アウトプットを含む）になる。	左記の目的に関連する事業を列挙する。 例えば、「生活習慣病の重症化を予防する」に対しては、糖尿病性腎症重症化予防、医療機関受診勧奨など、「メタボリックシンドローム該当者を減少させる」に対しては、特定健診・特定保健指導など。

付録

ワークシート

145

計画策定用シート3　計画全体のまとめ

● このシートは、課題、優先性、課題の根拠となるデータ、それを解決する目的と個別保健事業、そして、評価のための指標をまとめるものです。

● これらがすべて記入できるのが理想ですが、とても難しい作業です。

● したがって、計画策定用の他のシートを記入してから、最後にこのシートでまとめる、もしくは、このシートの内容を頭に入れて、他のシートを記入することをお勧めします。

計画全体のまとめ

課　題	優先性	根拠となるデータ	目　的	個別保健事業	指　標

※適宜、枠を追加すること

付　録　ワークシート

計画策定用シート4 個別保健事業の計画

◉ 本シートは、データヘルス計画の個別保健事業の計画策定のためのものです。

◉ 特定健診・特定保健指導、糖尿病性腎症重症化予防、受診勧奨、がん検診、後発（ジェネリック）医薬品推進など、データヘルス計画に含まれる個別保健事業について計画します。

◉ 「個別保健事業　計画1」では、現行の計画書などを参考にしながら、背景と目的を簡潔にまとめ、具体的な内容、評価指標などを整理します。

◉ 評価指標については、アウトカム、アウトプット、プロセス、ストラクチャーに分けて記入するのが一般的ですが、
▶ アウトカムとアウトプットは厳密に分けなくてもよいです。重要なのはKPIなので、KPIがわかるようにしておきます。
▶ プロセスとストラクチャーの指標は無理に設定しなくてもよいです。評価に当たって重要な指標を少数（1つか2つ）挙げておくのもよいでしょう。

◉ 数値目標の設定が可能な評価指標については、別途、年度ごとの数値目標を設定しておきます。

◉ 「個別保健事業　計画2」は、評価指標を、上記の4区分ではなく、「アウトプット指標（KPI）」、「短期アウトカム評価指標」、「中長期アウトカム評価指標」、「プロセス・ストラクチャー指標」の区分で記入するものです。詳しくは第4章の各個別保健事業を参照してください。

個別保健事業　計画1

事　業　名	
背　　　景	
目　　　的	
具体的内容	※対象者、方法、実施者等

評価指標	区　分	指　標	備考（指標の定義、評価時期など）
	アウトプット アウトカム		
	プロセス		
	ストラクチャー		

※評価指標詳細（数値目標が設定可能なもの）

評価指標	計画 策定時	目標値					
		R6	R7	R8 （中間評価）	R9	R10	R11 （最終評価）

付

録

ワークシート

個別保健事業　計画2

事　業　名	
背　　　景	
目　　　的	
具体的内容	※対象者、方法、実施者等

評 価 指 標	区　分	指　標	備考（指標の定義、評価時期など）
	アウトプット指標（KPI）		
	短期アウトカム評価指標		
	中長期アウトカム評価指標		
	プロセス・ストラクチャー指標		

※評価指標詳細（数値目標が設定可能なもの）

評価指標	計画策定時	目標値					
		R6	R7	R8（中間評価）	R9	R10	R11（最終評価）

個別保健事業　計画1

事　業　名	
背　　　景	事業の背景となる状況を記入する。対象となる疾病等の現状、医療費等への影響など。「○○は近年増加傾向にあり、関連する医療費も増加しています。」など。できれば、自保険者等の数値なども記入するとよい。
目　　　的	事業の目的を、手短に、かつ明確に記入する。「本事業は、○○を行うことによって、△△することを目的とします。」など。
具体的内容	※対象者、方法、実施者等 具体的な方法について、ある程度詳しく記入する。 【対象者】　基準と抽出方法、およその人数 【方　法】　誰が、いつ、どこで、どのようなことを行うかがわかるように。時間的な流れ（フロー）もわかるように。委託の場合はその旨記入する。 ※およそ、この枠がある程度埋まるくらいの内容がよい。

アウトプットか、アウトカムか、どちらか明確になればよいが、わからない場合もあり（気にしない）。

それぞれの区分で指標を設定（複数可）。特にKPI相当のものがわかるようにしておくとよい。

指標の定義、評価時期など、評価指標の説明があれば記入する。

評価指標			備考	
	アウトプット アウトカム			
	プロセス			
	ストラクチャー			

プロセスとストラクチャーはなしでもよい。

※評価指標詳細（数値目標が設定可能なもの）

評価指標	計画策定時	目標値					
		R6	R7	R8 （中間評価）	R9	R10	R11 （最終評価）
		数値目標の設定が可能な指標については、年度別の目標値を記入しておく。					

個別保健事業　計画2

事　業　名	
背　　　景	事業の背景となる状況を記入する。対象となる疾病等の現状、医療費等への影響など。「○○は近年増加傾向にあり、関連する医療費も増加しています。」など。できれば、自保険者等の数値なども記入するとよい。
目　　　的	事業の目的を、手短に、かつ明確に記入する。「本事業は、○○を行うことによって、△△することを目的とします。」など。
具体的内容	※対象者、方法、実施者等 具体的な方法について、ある程度詳しく記入する。 【対象者】 基準と抽出方法、およその人数 【方　法】 誰が、いつ、どこで、どのようなことを行うかがわかるように。時間的な流れ（フロー）もわかるように。委託の場合はその旨記入する。 ※およそ、この枠がある程度埋まるくらいの内容がよい。

> 事業の実施状況を年度ごとに評価するためのものであり、健診受診率、指導利用者数などの指標を記入

> 事業が毎年上手くいっているか把握するためのものであり、利用者の改善率等を記入

> 中間評価・最終評価時の事業目的（ゴール）の指標であり、生活習慣病の有病者や予備群の減少等を記入

> プロセスとストラクチャーはなしでも可。

評価指標	区　　分	指　　標	備考（指標の定義、評価時期など）
	アウトプット指標（KPI）		
	短期アウトカム評価指標		
	中長期アウトカム評価指標		
	プロセス・ストラクチャー指標		

※評価指標詳細（数値目標が設定可能

評価指標	計画策定時	目標値				
		R6		R8（中間評価）	R9	R10	R11（最終評価）

> 数値目標の設定が可能な指標については、年度別の目標値を記入しておく。

計画策定用シート5　評価指標のまとめ

● 本シートは、データヘルス計画の評価指標をまとめたものです。

● 「計画策定用シート2　目的の整理」の計画全体の指標、「計画策定用シート4　個別保健事業の計画」の主な指標を整理します。

● 目標値を設定できるものは、数値目標を設定しておきます。ここでは、中間評価（令和8年度）と最終評価（令和11年度）のみを記入するようにしていますが、毎年度の目標値を記入してもよいでしょう。

● 数値目標が設定できない指標については、「増加」、「減少」などの表現でもよいです。

評価指標のまとめ

事業名	評価指標	計画策定時（年度）	目標値	
			R8（中間評価）	R11（最終評価）
計画全体				
	計画全体、事業ごとに主な指標（特にKPI）を挙げる。		6年間の毎年の目標値があれば記入してもよい。	
計画全体に加えて、特定健康診査・特定保健指導、等の事業を記入する。				

付　録

ワークシート

153

※適宜、枠を追加すること

評価指標のまとめ

事業名	評価指標	計画策定時 （年度）	目標値 R8 （中間評価）	目標値 R11 （最終評価）
計画全体				

※適宜、枠を追加すること

評価用シート1　計画全体の評価

● 本シートは、データヘルス計画全体の評価のためのものです。

● データヘルス計画では、健康寿命の延伸、医療費の適正化などが最終の目的（ゴール）と され、それらの目的に応じた指標があります。

● 本シートを用いることで、個別保健事業ではなく、計画全体の目的と指標を整理し、その 指標の経年変化、経年変化からの評価（改善、不変、悪化など）を行い、さらに、改善や 悪化等の要因を保健事業との関連を含めて検討できます。

● 計画全体の指標と個別保健事業の目的や指標は重複することがあります（例えば、メタボ リックシンドロームの減少など）。まずは重複を気にせず、かつ、計画全体の指標をあま り多くせず（数個〜10個程度まで）、評価をしてみます。

● 「評価用シート2　個別保健事業の評価」では、個別保健事業を整理しますので、その後 で、計画全体の評価に戻ることもできます。

● 現行の計画書を参照しながら、記載されている目的や指標を確認しましょう。

● KDB等をもとに、指標について、計画期間中（可能な限り直近まで）の具体的な数値を 確認します。

● 指標の経年変化から、改善、不変、悪化などを判断し、改善や悪化の要因を検討します。 計画全体の目的に相当する指標は、保健事業以外にもさまざまな要因の影響を受けますの で（例えば、新型コロナウイルスの蔓延、医療費に関連する政策など）、保健事業が計画 全体の指標に与える影響は少ないと考えられますが、保健事業との関連についても検討し ておきます。

付
録

ワークシート

計画全体の評価

1. 計画全体の目的

2. 計画全体の指標と評価

指　標	策定時	指標の変化								評価	改善や悪化等の要因
		年　度									
		目標値									
		実測値									
		年　度									
		目標値									
		実測値									
		年　度									
		目標値									
		実測値									
		年　度									
		目標値									
		実測値									
		年　度									
		目標値									
		実測値									
		年　度									
		目標値									
		実測値									

※適宜、枠を追加すること

記入のポイント

計画全体の評価

1．計画全体の目的

健康寿命の延伸、医療費の適正化、生活習慣病の予防など、データヘルス計画全体の目的を記入。

2．計画全体の指標と評価

指　標	策定時	指標の変化					評価	改善や悪化等の要因
		年　度						
		目標値						
		実測値						
		年　度						
		目標値						
		実測値						
		年　度						
		目標値						
		実測値						
		年　度						
		目標値						
		実測値						
		年　度						
		目標値						
		実測値						

現行の計画に記載されている（あるいは計画全体を評価するための）指標を列挙する。
あまりたくさん挙げると評価が大変なので、せいぜい10程度がよい。
例えば、健康寿命、平均自立期間、一人当たり医療費、メタボリックシンドローム該当者割合、後発（ジェネリック）医薬品使用割合、など細かい指標は個別保健事業の評価に。

左記の指標について、計画策定時、計画期間中（直近まで）の数値を記入する。年度ごとの目標値があれば記入。目標値や実測値などがない場合、利用できない場合は、その旨記入する。

指標ごとに、改善、不変、悪化などで評価する。

可能な範囲で、改善や悪化等の要因を検討し、記入する。わからない場合は、その旨記入する。
できれば、保健事業との関係を検討するが、多くの場合、保健事業との関連はわからない。

※適宜、枠を追加すること

付録 ワークシート

評価用シート2　個別保健事業の評価

● 本シートは、データヘルス計画の個別保健事業の評価のためのものです。

● 特定健診・特定保健指導、糖尿病性腎症重症化予防、医療機関受診勧奨、がん検診、後発（ジェネリック）医薬品推進など、データヘルス計画に含まれる個別保健事業について評価します。

● 「1. 事業の概要」では、現行の計画書などを参考にしながら、背景と目的を簡潔にまとめ、具体的な内容、評価指標やその目標値などを整理します。

● 「2. 年度ごとの経緯」では、計画期間中の実施内容について、特に、新たに始めたこと、変更したことなど、可能な範囲でその成果をまとめます。

● 「3. 評価と見直し・改善案」では、アウトカムやアウトプットを主な指標として評価し、様々な視点（＝プロセス、ストラクチャーなど）から、成功要因や失敗要因を検討します。それらの要因を参考にして、見直しと改善の案を検討します。これが次期の計画につながります。

● 「4. 個別保健事業　まとめ」には、すべての個別保健事業の評価を一覧としてまとめます。この一覧表は次期計画の一部にそのまま使用することができます。

1．個別保健事業　評価

事　業　名	

1．事業の概要

背　　　景			
目　　　的			
具体的内容	※対象者、方法、実施者等		
評 価 指 標 目 　標 　値	アウトプット アウトカム	指標	目標値
	プロセス		
	ストラクチャー		

2. 年度ごとの経緯

年度	取組状況（変更点など）	評　価
○年度		
○年度		
○年度		
○年度		
○年度		
○年度		

3. 評価と見直し・改善案

	評価指標	策定時	経年変化							指標 判定*
アウトカム アウトプット 評価			年　度							
			目標値							
			実測値							
			年　度							
			目標値							
			実測値							
			年　度							
			目標値							
			実測値							
事業全体の 評価	Aうまくいった、Bある程度うまくいった、 Cあまりうまくいかなかった、Dまったくうまくいかなかった、 Eわからない									
評価の まとめ	(プロセス、ストラクチャー評価などより、うまくいった、あるいは、うまくいかなかった要因)									
継続等に ついて	このまま継続　　　多少の見直し必要　　　　大幅な見直し必要　　　継続要検討									
見直し 改善の案	(考えられる見直しと改善の案)									

*判定の例：A目標を達成、B目標は達成できなかったが、目標に近い成果あり、C目標は達成できなかったが、ある程度の効果あり、D効果があるとは言えない、E評価困難

付録　ワークシート

4．個別保健事業　まとめ

事業名	実施状況	成果と課題

※適宜、枠を追加すること

記入のポイント

1. 個別保健事業　評価

事　業　名	

1. 事業の概要

背　　　景	事業の背景となる状況を記入する。対象となる疾病等の現状、医療費等への影響など。「○○は近年増加傾向にあり、関連する医療費も増加しています。」など。できれば、自保険者等の数値なども記入するとよい。
目　　　的	事業の目的を、手短に、かつ明確に記入する。「本事業は、○○を行うことによって、△△することを目的とします。」など。
具体的内容	※対象者、方法、実施者等 具体的な方法について、ある程度詳しく記入する。 【対象者】　基準と抽出方法、およその人数 【方　法】　誰が、いつ、どこで、どのようなことを行うかがわかるように。時間的な流れ（フロー）もわかるように。委託の場合はその旨記入する。 ※およそ、この枠がある程度埋まるくらいの内容がよい。

> アウトプットか、アウトカムか、どちらか明確になればよいが、分からない場合もあり（気にしない）。

> 計画時に指標や目標値があれば記入する。なければ、後付けで設定してもよいし、設定できなければ、"設定なし"でもよい（次期計画には設定するようにする）。

評 価 指 標 目 標 値		指　標	目標値
	アウトプット アウトカム		
	プロセス	プロセスやストラクチャーの主なものを記入する。マニュアルの各個別保健事業を参照。目標値はなくてもよい（通常、設定は難しい）。記入が難しいようであれば、空白でもよい。	
	ストラクチャー		

付録　ワークシート

2. 年度ごとの経緯

年度	取組状況（変更点など）	評 価
○年度		
○年度度		
○年度	これまでの取組（特に、第2期以降）を年度別に記入する。主に、変更したこと、新たに始めたことなどを中心に。担当者が変わっている場合が多いので、過去の記録を参照したり、以前の担当者に聞いたりして、記入する。	年度ごとに、取組の評価を記入する。客観的な評価は難しいことが多いので、印象でも構わない。
○年度		
○年度		
○年度		

３．評価と見直し・改善案

	評価指標	策定時	経年変化							指標判定*
アウトカム アウトプット 評価			年　度							
			目標値							
			実測値							
			年　度							
			目標値							
			実測値							

「1. 個別保健事業　評価」のシートの「1. 事業の概要」で記入した評価指標と目標値を再掲する。年度別の目標値がない場合などは、枠の削除などを。実際の値は実測値に記入。

表下の判定の例をもとに指標ごとに、A〜Eで評価する。

事業全体の評価	Ａうまくいった、　Ｂある程度うまくいった、 Ｃあまりうまくいかなかった、　Ｄまったくうまくいかなかった、 Ｅわからない
評価の まとめ	（プロセス、ストラクチャー評価などより、うまくいった、あるいは、うまくいかなかった要因） プロセス、ストラクチャー評価などより、さまざまな視点からうまくいった点とその要因（成功要因）、あるいは、うまくいかなかった点とその要因（失敗要因）、評価指標の変化の背景などを検討する。

継続についての判断を行う（あくまで参考として）。

継続等について	このまま継続　　　多少の見直し必要　　　大幅な見直し必要　　　継続要検討
見直し 改善の案	（考えられる見直しと改善の案） 見直しと改善の案を記入する。これらが、次期計画の事業内容につながる。

＊判定の例：Ａ目標を達成、Ｂ目標は達成できなかったが、目標に近い成果あり、Ｃ目標は達成できなかったが、ある程度の効果あり、Ｄ効果があるとは言えない、Ｅ評価困難

付録　ワークシート

4. 個別保健事業　まとめ

事業名	実施状況	成果と課題
データヘルス計画に含まれる個別保健事業を、原則、全部記入する。	各個別保健事業について、実施内容、計画期間内の実施状況等について簡単にまとめる。	主な指標の数値なども入れながら、成果と課題を整理する。
ここに記入している内容を、次期計画内に「前期最終評価のまとめ」として記載することができる。		

※適宜、枠を追加すること

評価用シート3　個別保健事業の評価（単年度用）

● 本シートは、単年度ごとに個別保健事業を評価するためのものです。

● 個別保健事業は毎年度評価と見直しを行うことが大切です。

● その年度で実施した事業内容を記入し、設定していた指標や目標値、その年度または直近の実測値（実績値等）を記入します。

● 事業評価を行い、プロセス・ストラクチャー評価を含めて、うまくいった、あるいは、うまくいかなかった要因を分析し、見直しや改善につなげます。

● 必要に応じて、指標や目標値を再設定することもできます。

● このように、個別保健保健事業を毎年度行うことにより、中間評価や最終評価が楽になりますし、担当者が変更になった場合の引き継ぎも円滑にできるでしょう。

付

録

ワークシート

個別保健事業の評価（単年度用）

事 業 名	
年　　度	担当部門

目　　的	

具 体 的 内 容	※対象者、方法、実施者等
	予　算　　　　　円（財源：　　　　　　　　　　）

評　価	評価指標	策定時	経年変化					
			年　度					
			目標値					
			実測値					
			年　度					
			目標値					
			実測値					
			年　度					
			目標値					
			実測値					

事業評価	Ａうまくいった、 Ｂまあうまくいった、 Ｃあまりうまくいかなかった、 Ｄまったくうまくいかなかった、 Ｅわからない

評 価 の まとめ	（プロセス・ストラクチャー評価などより、うまくいった、あるいは、うまくいかなかった要因を検討）

見 直 し 改善の案	（考えられる見直しと改善の案）

個別保健事業の評価（単年度用）

事 業 名		
年　　度		担当部門
目　　的	事業の目的を、手短に、かつ明確に記入する。「本事業は、〇〇を行うことによって、△△することを目的とします。」など。	

具 体 的内　　容	※対象者、方法、実施者等 具体的な方法について、ある程度詳しく記入する。 【対象者】 基準と抽出方法、およその人数 【方　法】 誰が、いつ、どこで、どのようなことを行うかがわかるように。時間的な流れ（フロー）もわかるように。委託の場合はその旨記入する。 ※およそ、この枠がある程度埋まるくらいの内容がよい。
予　　算	円　（財源：　　　　　　　　　　　　　）

評　　価	評価指標	策定時	経年変化				
			年　度				
			目標値				
			実測値				
				計画策定時に設定した評価指標と目標値を再掲する。年度別の目標値がない場合などは、枠の削除などを。実際の値は実測値に記入する。		
			実測値				
			年　度				
			目標値				
			実測値				

事業評価	Aうまくいった、Bまあうまくいった、Cあまりうまくいかなかった、 Dまったくうまくいかなかった、Eわからない
評 価 のま と め	（プロセス・ストラクチャー評価などより、うまくいった、あるいは、うまくいかなかった要因を検討） プロセス、ストラクチャー評価などより、さまざまな視点からうまくいった点とその要因（成功要因）、あるいは、うまくいかなかった点とその要因（失敗要因）、評価指標の変化の背景などを検討する。
見 直 し改善の案	（考えられる見直しと改善の案） 見直しと改善の案を記載する。これらが、次期計画の事業内容につながる。

付録

ワークシート

重要語用語集

アルファベット始まりの用語

ICT Information and Communication Technology の略で、情報通信技術のこと。

KDBシステム 国保データベースシステム。国保連合会が保険者の委託を受けて行う各種業務を通じて管理する「特定健診・特定保健指導」「医療（後期高齢者医療含む）」「介護保険」等の情報を活用し、統計情報や「個人の健康に関する情報」を提供し、保険者の効率的かつ効果的な保健事業の実施をサポートすることを目的として構築されたシステム。

KFS Key Factor for Success：重要成功要因の略。最終的な目的を達成させる重要な要因。

KGI Key Goal Indicator：重要目標達成指標の略。最終的な目的に対応する指標。

KPI Key Performance Indicator：重要業績評価指標の略。最終的な目標を設定すること。

PDCAサイクル Plan（計画）⇒Do（実行）⇒Check（評価）⇒Action（改善）を繰り返し行い、事業を継続的に改善していくこと。

Population Health Management（PHM） 集団の健康を包括的に管理する方法。医療保険者の場合、加入者全員のレセプト等の健康データを収集し、慢性疾患に関してどの程度リスクがあるかを分析した結果に基づき、加入者の健康増進、病重症化予防、再発防止を図ることで、将来的に掛かるはずであった医療費等のコストの低減を達成すること。

P値 P値（P-value）とは統計学における仮説検定で、設定した仮説が正しいかを判定するための基準となる値のこと。

SMART〈スマート〉 Specific（具体的）、Measurable（測定可能）、Achievable（達成可能）、Results-oriented（結果重視）、Time-bound（期限明確）を意味する。人によっては Attainable（実現可能）、Appropriate（適切な）、Agree-upon（合意されている）、Relevant（適切な）、Realistic（現実的）、Timely（タイムリー）の意味で使用している。

五十音順の用語

アウトカム 成果。アウトカム評価は事業の目的の達成度、または成果の数値目標を評価する。

アウトプット 実績。アウトプット評価は目的・目標の達成のために行われる事業の結果（活動回数、参加者数など）を評価する。

アクティビティ 具体的な活動、イベント、ツールなどを指す。

医療費適正化計画 高齢者の医療の確保に関する法律（昭和57年法律第80号）では、制度の持続可能な運営を確保するため、国と都道府県が保険者・医療関係者等の協力を得て、住民の健康増進や医療費の適正化を進めるため、6年を1期として、国において医療費適正化基本方針を定めるとともに、都道府県において医療費適正化計画を定め、目標の達成に向けて、取組を進めることとしている。2024（令和6）年度から第4期に入る。

インパクト 社会的影響。データヘルス計画においては、医療費や休業など。

インプット 資源。データヘルス計画においては、人、財政、組織、地域の資源など。

エビデンス 科学的根拠。科学的な調査や研究の成果から導かれた証拠・裏付け。

介護予防事業 高齢者が要介護状態等となることを予防し、要介護状態等の軽減・悪化の防止を目的として行う事業。一般介護予防事業については、介護予防把握事業、介護予防普及啓発事業、地域介護予防活動支援事業、一般介護予防事業評価事業及び地域リハビリテーション活動支援事業の5つがある。

通いの場 地域の住民同士が気軽に集い、一緒に活動内容を企画し、ふれあいを通して「生きがいづくり」、「仲間づくり」の輪を広げる場所であり、地域の介護予防の拠点となる場所のこと。

健康格差 複数の特定地域間等において、受けられる医療・介護等のサービスに差があることなどで、受益者の健康状態に差が生じること。健康日本21（第二次）の最終評価報告書では「日常生活に制限のない期間の平均の都道府県格差」と定義されている。

健康寿命 健康上の問題で日常生活が制限されることなく生活できる期間のこと。

健康日本21 一次予防の観点から健康増進を図る国民健康づくり運動。国民全体のさまざまな健康課題に対して目標数値を定め、生活習慣の改善などに計画的に取り組み、国民の健康寿命の延伸を図る。2000年から

始まり、後追いで2003年には健康増進法が施行され、根拠法令となった。2013年から始まった第二次計画は2023年度に最終評価を実施。2024（令和6）年度からは第三次計画が実施される。我が国の健康づくり施策はすべて、健康日本21と整合性をとることになっている。

後発医薬品　⇒ジェネリック医薬品と同じ。

国保データベースシステム（KDB）　⇒KDBシステムと同じ。

5疾病6事業　5疾病とは、がん、脳卒中、心筋梗塞等の心血管疾患、糖尿病、精神疾患を指す。6事業とは、これまでの救急医療、災害時における医療、へき地の医療、周産期医療、小児医療、および令和6年度からは「新興感染症等の感染拡大時における医療」が追加となる。

在宅医療・介護連携推進事業　医療と介護の両方を必要とする状態の高齢者が、住み慣れた地域で自分らしい暮らしを続けることができるよう、地域における医療・介護の関係機関が連携する事業。多職種協働により在宅医療・介護を一体的に提供できる体制を構築するため、都道府県・保健所の支援の下、市区町村が中心となって、地域の医師会等と緊密に連携しながら、地域の関係機関の連携体制の構築を推進する。

差額通知　医療保険者がジェネリック医薬品に切り替え可能な先発医薬品を使用している人に対し、使用している先発医薬品の名称と、ジェネリック医薬品に切り替えた場合の差額の目安を通知するもの。ジェネリック医薬品は安価に提供される場合が多いため、多くの場合、切り替えると薬価を安く抑えることができる。

さかのぼり法　計画策定をデータ分析から始める従来の方法ではなく、実施することが決まっている事業の整理⇒事業の柱の設定⇒個別目標の設定⇒課題の整理⇒必要なデータ収集⇒必要な分析の順で行う方法。対策が先にありきなので、辻褄を合わせやすく、どのようなデータを用いればよいかの判断もしやすいというメリットがある。

参加勧奨（事業の対象者への）　事業への参加を促すこと。事業評価の指標として事業対象者の参加率が挙げられるが、一部の対象者のみが参加しておらず、広く対象者の参加ニーズが得られるよう勧奨を行い、事業への参加を促すことが望ましい。

ジェネリック医薬品　先発医薬品の特許が切れた後に、先発医薬品と治療学的に同等であるものとして製造販売が承認された後発医薬品。一般的に研究開発に要する費用が低く抑えられることから、先発医薬品に比べて薬価が安く、医療費を抑える効果があることから、使用が促進されている。

受診勧奨（特定健診の受診勧奨・医療機関の受診勧奨）　特定健診の受診勧奨については、特定健診の対象者に対し、受診するように促すこと。医療機関の受診勧奨については、特定健康診査の結果から、厚生労働省の定める医療機関への受診勧奨判定値を超える結果の者に対し、医療機関を受診するように促すこと。

ストラクチャー　構造。ストラクチャー評価は、体制や仕組み、施設や設備、予算などが整っているかを評価する。

多剤投与　多種類の薬剤を投与すること。多くの薬を投与することで、一定のリスクが伴うこと、医療費が高額になることなどから、保険者努力支援制度では、保険者共通の指標として、加入者の適正受診・適正服薬を促す取組（重複・多剤投与者に対する取組）が設定されている。

地域支援事業　特定地域での医療・介護・予防・生活支援・住まいの一体的な提供に関する取組。行政と医師会の協働による在宅医療の推進と医療介護連携などのさまざまな取組事例があり、市町村国保等の医療保険者も関係機関とのさらなる連携が求められている。

重複服薬　複数の医療機関にかかっている場合に、同じ効能の薬が重複して処方され、それを服用すること。

データヘルス計画　加入者の健康の保持増進に資することを目的として、保険者が効果的・効率的な保健事業の実施を図るため、特定健診・特定保健指導の結果やレセプトデータ等の健康・医療情報を活用して、PDCAサイクルに沿って運用する事業計画。

特定健診（特定健康診査）　生活習慣病の予防のために、対象者（40歳～74歳）の方に行う、メタボリックシンドロームに着目した健診。実施主体は医療保険者。

特定保健指導　生活習慣病の発症リスクが高く、特定健診の健診結果が一定基準値以上の対象者に対して、専門スタッフ（保健師、管理栄養士など）が生活習慣を見直すサポート等の指導を実施するもの。積極的支援と動機付け支援があり、実施主体は医療保険者。

ナッジ 人々を強制することなく、望ましい行動に誘導するようなシグナルまたは仕組みのこと。行動経済学の考えに基づく。

二次医療圏 都道府県が医療計画を作成する際、救急医療を含む一般の入院に対応する医療を提供する病床の整備を図るべき地域的単位。2021（令和3）年10月時点で355区域ある。地理的条件等の自然的条件、日常生活の需要の充足状況、交通事情等を考慮し、設定される。

年齢調整 基準人口に合わせて年齢構成を調整することで、年齢構成の異なる集団の比較をしやすくすること。

バイオ医薬品 これまでの薬は様々な薬品を化学反応させてつくる薬（化学合成医薬品）であるのに対し、バイオ医薬品は生物の力を利用してつくる薬。

バイオシミラー 特許が切れたバイオ医薬品（先行バイオ医薬品）と「ほぼ同じ有効成分」が「同じ量」含まれている後続のバイオ医薬品。バイオシミラーの薬価は先発品の約7割程度だが、バイオ医薬品の薬価がもともと高額であることを考えると、医療費適正化への影響は小さくない。

ハイリスクアプローチ リスクの高い個人や集団を対象とする介入方法。ポピュレーションアプローチと対比される。例として、特定保健指導、糖尿病性腎症重症化予防の個別指導など。

頻回受診 同一傷病について、同一月内に同一診療科を必要以上に受診していること。頻回受診かどうかの判断は主治医や嘱託医が認めるかどうかで判断する。

フォーミュラリ 医薬品の有効性・安全性と経済性を総合的に評価して、医療機関や地域ごとに策定する医薬品の使用指針のことで、原則、後発医薬品が使用される。

フレイル 健康な状態と要介護状態の中間を指し、「虚弱」と訳されることもある。高齢になることで、運動器の機能低下による移動機能の低下（ロコモティブシンドローム）や筋肉の衰え（サルコペニア）といった「身体的フレイル」、定年退職やパートナーの喪失などによる「精神・心理的フレイル」、社会とのつながりが希薄になってくる「社会的フレイル」の3つがある。

プロセス 過程。プロセス評価は、事業の目的や目標の達成に向けた過程（手順）や活動状況を評価する。

平均自立期間 日常生活が要介護でなく、自立して暮らせる生存期間の平均を指す。この場合、要介護とは「要介護2〜5」と規定される場合が多い。

平均余命 ある年齢の者が、あと平均何年生きられるかを示した数。生命表から得られる。零歳における平均余命を平均寿命という。

併用禁忌 薬物を複数使用する際、危険性の高い相互作用を起こす場合があるため、同時に飲んではいけない組み合わせのこと。注意して飲まなければならない組み合わせは「併用注意」という。

保険者努力支援制度 2015（平成27）年の国民健康保険法等の改正により創設された、保険者（都道府県・市町村）における医療費適正化に向けた取組等に対する支援を行うため、保険者の取組状況に応じて交付金を交付する制度。2020（令和2）年度からは医療費適正化の取組に加え、予防・健康づくり事業の「事業費」として交付する部分が創設された。

ポピュレーションアプローチ 集団全体を対象とする介入方法。ハイリスクアプローチと対比される。例としては、分煙の推進や運動施設の整備、外食メニューの改善などの環境整備や、目的に応じて集団全体へ行う情報提供など。

ポリファーマシー 単に服用する薬剤数が多いのみならず、それに関連して薬物有害事象のリスク増加、服用過誤、服薬アドヒアランス低下等の問題につながる状態。多剤投与と同意。

ポイント獲得 保険者等で行われている個人にインセンティブを提供する取組において、加入者等の一定の行動に応じて、ポイント（ヘルスケアポイント）を付与し、一定のポイントが蓄積された段階で物品等に還元する（還元可能なものは、健康施設の利用補助、健康器具やプリペイドカードなど多岐にわたっている）といった取組もある。

マイナポータル マイナンバーカードを使うことで、行政の手続きや自分の健康保険証情報、診療薬剤情報、医療費通知、特定健診や後期高齢者健診の情報などが取得できるポータルサイト。マイナンバーカードの保険証利用などの手続きをすることで、いつでもこれらの情報を取得できる。

マイナンバーカード マイナンバーが記載された顔写真付のカードのこと。プラスチック製のICチップ付きカー

ドで券面に氏名、住所、生年月日、性別、マイナンバーと本人の顔写真等が表示されており、本人確認のための身分証明書として利用できるほか、自治体サービス、e-Tax等の電子証明書を利用した電子申請等、様々なサービスが利用できる。

慢性腎臓病（CKD） CKDは「Chronic Kidney Disease」の頭文字で、腎機能が慢性的に低下したり、尿たんぱくが継続して出たりする状態。腎臓の働きが徐々に低下していく様々な腎臓病の総称で、そのような状態が3カ月以上続くと、慢性腎臓病（CKD）と判断される。

無関心層 自分自身の健康づくりに対して関心が低いことなどから、健康づくりの取組に参加していない者のこと。

リフィル処方箋 2022（令和4）年4月の診療報酬改定によって導入された、同じ処方箋で繰り返し（3回まで）、薬が処方できる処方箋。

利用勧奨（特定保健指導） 特定保健指導の対象者が特定保健指導を受けるように促すこと。文書による通知、電話、訪問などの方法がある。

ロジックモデル 「施策の論理的な構造」のこと。ある施策がその目的を達成するに至るまでの論理的な因果関係を明示したもので、評価を考えるのに役立つ。

利用できる統計・データソース

レセプト（計画全体の評価と計画策定）（https://www.mhlw.go.jp/stf/seisakunitsuite/bunya/0000177182.html）

介護保険事業状況報告（https://www.mhlw.go.jp/toukei/list/84-1.html）

患者調査（https://www.mhlw.go.jp/toukei/list/10-20.html）

健康寿命（令和元年値）（https://www.mhlw.go.jp/content/10904750/000872952.pdf）

国民医療費（https://www.mhlw.go.jp/toukei/list/37-21.html）

国民生活基礎調査（介護が必要になった理由など）（https://www.mhlw.go.jp/toukei/list/20-21.html）

人口動態統計（https://www.mhlw.go.jp/toukei/list/81-1.html）

生命表（平均寿命・平均余命など）（https://www.mhlw.go.jp/toukei/saikin/hw/seimei/list54-57-02.html）

ガイドブック・ガイドラインなど

個人の予防・健康づくりに向けたインセンティブを提供する取組に係るガイドラインについて
（https://www.mhlw.go.jp/stf/houdou/0000124579.html）

受診勧奨通知作成マニュアル（http://tcoeh.org/post-951）

ナッジを応用した健康づくりガイドブック（https://www.nudge-for-health.jp/2023/01/news197/）

付録

重要語用語集

連携・協力が必要な部署・機関（連絡先記入欄）

衛 生 部 門

_____

介 護 部 門

_____

都 道 府 県
保 険 部 門

_____

都 道 府 県
後 期 高 齢 者
医療広域連合

_____

都 道 府 県
国民健康保険
団 体 連 合 会

_____

医　　師　　会

_____

歯 科 医 師 会

_____

薬 剤 師 会

_____

在 宅 保 健 師

_____

栄 養 士 会

_____

訪 問 看 護
ステーション

_____

おわりに

　平成20年度の特定健診・特定保健指導の開始に当たっては、国立保健医療科学院にて、その制度設計に関わっていました（少しだけですが）。それ以降、特定健診・特定保健指導、そしてその後に始まったデータヘルス計画に関わってきました。

　もともと、研究者（特に大学の公衆衛生関連の講座・教室）で、これらの政策に関わる人は多くなく、当時の関係者も第一線を退くなどして、この制度に関わる人はかなり限定されます。大事な制度なのだから、もっと多くの研究者が関わればよいのにと思うのですが、なかなかそうはなりません。

　東京都や埼玉県の国保連合会保健事業支援評価委員会の委員などを務めさせていただき、また、いくつかの自治体で関連する研修会などで話をする機会が多くあります。そこで思うのは、現場はとても大変で、もっと多くのサポートを必要としているということです。数年で異動する事務職はもちろん、専門職もこの手の事業には不慣れです。検討会等の偉い先生方は理想論を、国保連の保健事業支援評価委員会の委員は独自の考えや方法論を語ることもあります。

　もっと、楽に（楽しくの意味も）、データヘルス計画を進められないだろうかとずっと思っていました。そこで、ホームページで、独自に考えたマニュアルを公開したところ、多くの方にダウンロードしてもらいました。そして、社会保険出版社の方から、本書の出版の話をいただきました。

　医療費、介護費等の社会保障費が増える中、医療保険者の役割はとても大事になっています。これまで、保険料の徴収と医療費の支払いを粛々とやっておけばよかった時代は終わり、疾病管理やポピュレーション・ヘルス・マネジメント等の考えに基づき、効果的かつ効率的な医療をマネジメントする役割が求められています。

　保険者を支援する私たちもまだまだ途上です。データサイエンス、医療の質の研究、医療経済学など、多くの知見を積み重ねる必要があります。その点で、長年データヘルス計画に関わることができ、非常に多くを学ばせていただいています。

　学びの途中であるため、本書の内容は、かえって保険者を混乱させたり、誤った方向に指南していたりすることもあるでしょう。その点はお許しいただき、これからも皆さんと一緒にデータヘルス計画をよりよいものにしていきたいと思っています。

　なお、データヘルス計画は、もちろん、被保険者や国民のためにあるものですが、どんな仕事も、まずそれを実施する人たちが、やりがいと、最近のはやり言葉でいうとワークエンゲージメントを持って取り組むことが大事です。本書が、それに少しでも貢献できることを願っています。

　最後に、本書の出版にさまざまな貢献をしてくださいました社会保険出版社の方々、多くの助言とサポートをしてくれました方々、特に小森政宏さんと杉本九実さんに心から感謝を申し上げます。

福 田 吉 治

著者
福田吉治（ふくだよしはる）
帝京大学大学院 公衆衛生学研究科 研究科長・教授

略歴　平成3年　熊本大学医学部卒業
　　　平成10年　熊本大学大学院医学研究科修了（社会医学専攻）
　　　国立医療・病院管理研究所、東京医科歯科大学医学部、
　　　国立保健医療科学院、山口大学医学部を経て、
　　　平成27年4月から帝京大学大学院公衆衛生学研究科教授、
　　　平成30年4月から同研究科長
専門分野は、公衆衛生全般、特に、ヘルスプロモーション・健康教育、
健康政策、社会疫学。
国保中央会国保・後期高齢者ヘルスサポート事業運営委員会委員、国
民健康保険団体連合会保健事業支援・評価委員会委員（東京都・埼玉県）
などで、データヘルス計画等の支援に従事。

執筆（ワークシート・重要語用語集）・編集協力
小森政宏（こもりまさひろ）
帝京大学大学院公衆衛生学研究科　研究員

国保のデータヘルス計画　策定・推進ガイド（第3期版）

令和5年8月10日　初版第1刷発行

　著　　：福田吉治
　発 行 者：髙本哲史
　発 行 所：株式会社 社会保険出版社
　　　　　　101-0064　東京都千代田区神田猿楽町1-5-18　千代田ビル9階
　　　　　　電話 03-3291-9841

実務書籍

●弊社では、皆様の事業推進にお役立ていただくために、製品の定価を据え置いております。

標準的な健診・保健指導プログラム
[令和6年度版]巻頭解説収載

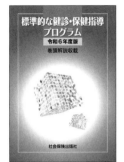

【令和5年8月発行】
■A4判／416頁／本文2色

厚生労働省健康局公表の「標準的な健診・保健指導プログラム　令和6年度版」を書籍化しました。巻頭解説にて、特定健診・特定保健指導導入のあらましを掲載。さらには、第4期の主な変更点を詳しく解説しています。特定健診・特定保健指導のご担当者等必携の保存版です。

定価 3,850円(本体 3,500円+税)〈114033〉

特定健康診査・特定保健指導の円滑な実施に向けた手引き
[第4版]巻頭解説及び参考資料収載

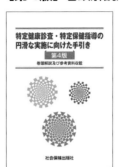

【令和5年8月発行】
■A4判／180頁／本文2色

厚生労働省保険局公表の「特定健康診査・特定保健指導の円滑な実施に向けた手引き　第4版」を書籍化しました。巻頭解説にて、第4期の主な変更点等を詳しく掲載。医療保険実務ご担当者、健診機関ご担当者等必携の手引きです。

定価 3,080円(本体 2,800円+税)〈111095〉

ナッジを応用した
保健事業実践BOOK

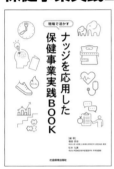

【令和5年9月発行予定】
■A4判／約80頁カラー
■編著　福田吉治
　　　　(帝京大学大学院 公衆衛生学研究科 研究科長・教授)
　　　　杉本九実
　　　　(帝京大学医療技術学部看護学科 非常勤講師)

知らず知らずに望ましい行動の選択を促すナッジは、保健事業への活用とその効果が期待されています。ナッジを保健事業に生かすためのフレームワークやこれを使った事業の取り組み、その評価方法など、ナッジによる保健事業の実践的ノウハウが詰まったガイドブックです。

定価 2,640円(本体 2,400円+税)〈118031〉

生活習慣病のしおり2023
−データで見る生活習慣病−

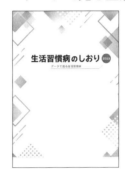

【令和5年3月発行】
■A4判／62頁カラー・122頁1色

本書籍は、健康日本21をはじめとする、生活習慣病の重症化予防・生活習慣の改善に関するすべての方々のために作成されたデータ集です。主要な生活習慣病のポイント、関連データなどを網羅的にまとめた実務者必携の一冊です。

定価 1,540円(本体 1,400円+税)〈115022〉

がんのしおり2023
−データで見るわが国のがん−

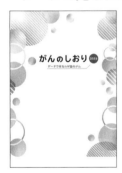

【令和5年5月発行】
■A4判／66頁カラー・52頁1色

今や2人に1人はなるといわれる「がん」。この書籍は、「がん」に対する国の各種対策、さまざまな施策などを多様な視点からまとめてあります。がんに関する各種データなどを取りまとめた、関係者必読の一冊です。

定価 1,540円(本体 1,400円+税)〈116023〉

国保担当者ハンドブック2023

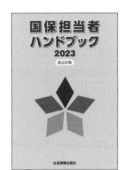

【令和5年6月発行】
■改訂27版
■A5判／960頁1色

国保制度の概要や国庫補助金等を詳しく解説。法律条文等を用いた構成で、国保行政の事業運営機構、国保制度の沿革について掲載。国保業務に携わるすべての方に必携の一冊です。

定価 4,620円(本体 4,200円+税)〈112051〉

運営協議会委員のための
国民健康保険必携2023

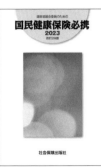

【令和5年6月発行】
■改訂29版
■A5判／210頁1色

国保制度の概要や国民健康保険運営協議会のしくみを詳しく解説しています。事業年報等の資料を用いて、国保事業の動きについても説明しています。委員の方だけでなく、新任職員の方にも最適の一冊です。

定価 3,080円(本体 2,800円+税)〈112081〉

後期高齢者医療制度
担当者ハンドブック2023

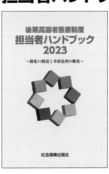

【令和5年6月発行】
■改訂16版
■A4判／428頁2色・1色

後期高齢者医療制度について、制度のしくみや実際の事務処理を中心に解説しています。制度の理解に、ご担当者の業務に、ご活用いただける一冊です。

定価 4,840円(本体 4,400円+税)〈111058〉

普及啓発用パンフレット・リーフレット

● 弊社では、皆様の事業推進にお役立ていただくために、製品の定価を据え置いております。
また、一部製品においては定価を見直し、値下げを実施いたしました（ □ で表示）。

●特定健診の受診勧奨に

505071
40～74歳の皆さまへ
行って安心! 受けてイキイキ! 特定健診

■A4判／
4頁カラー／
リーフレット

第4期用
（令和6年度～）
見本版

本体 **36**円+税

509038 国保版 **508076** 国保組合版
**毎年受けよう
特定健診**

■B6変型判／
8頁カラー／
リーフレット

本体 各**36**円+税

507051
健診は一時、病気は一生。
あなたも受けなきゃ! 特定健診
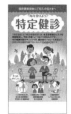
■A4判／
4頁カラー／
リーフレット

本体 **36**円+税

508063
「将来の自分」を決めるのは、今年のあなた!
受けましょう!! 特定健診・特定保健指導
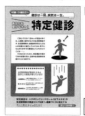
■A4判／
4頁カラー／
リーフレット

本体 **36**円+税

501095
40～74歳の皆さん
受けるチャンスを活かさなきゃもったいない!
年に一度の特定健診で安心をつかもう
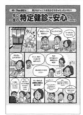
■A4判／
4頁カラー／
リーフレット

本体 **36**円+税

509013
40歳から74歳の皆さーん
特定健診のお知らせです!
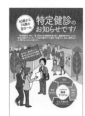
■A4判／
4頁カラー／
リーフレット

本体 **36**円+税

503004
**特定健診で、
年に一度は健康チェック**
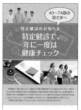
■A4判／
4頁カラー／
リーフレット

本体 **36**円+税

501012
**受診で見つけよう
未来のあんしん! 特定健診**
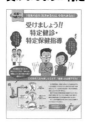
■A4判／
4頁カラー／
リーフレット

本体 **36**円+税

●特定健診の情報提供に

502049
今年の特定健診はいかがでしたか?
健診結果をもとに改善!
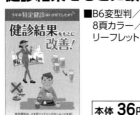
■B6変型判／
8頁カラー／
リーフレット

本体 **36**円+税

503092
**健診結果は
あなたのカラダの通信簿**
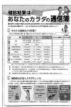
■A4判／
2頁カラー

本体 **22**円+税

505011
気になる健診結果はありませんでしたか?
日々のメンテナンスで健康航海!
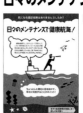
■A4判／
4頁カラー／
リーフレット

本体 **36**円+税

504074
特定健診、受けっぱなしにしていませんか?
健診結果を活用してカラダ改善!
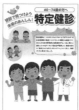
■A4判／
4頁カラー／
リーフレット

本体 **36**円+税

503037
**いかがでしたか?
あなたの健診結果**
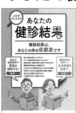
■A4判／
4頁カラー／
リーフレット

本体 **36**円+税

500073
特定健診を受けたあなたへ
健診結果活用ガイド

■A4判／
12頁カラー

本体 **120**円+税

502016
早めの対策がより良い将来をつくる
特定健診結果活用ナビ
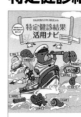
■A4判／
12頁カラー

本体 **120**円+税

501070
記入＆チェックで健康づくりをスタート!
特定健診結果活用BOOK
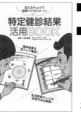
■A4判／
20頁カラー
■監修　髙谷典秀
（医療法人社団 同友会
理事長 公益社団法人
日本人間ドック学会 理事）

本体 **200**円+税

●特定健診の未受診者対策に

502092
今年の特定健診は
もう受けましたか？
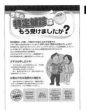
■A4判／
2頁カラー
本体 **20**円+税

504082
まだ受けていない40歳～74歳のみなさまへ
受けなきゃ 行かなきゃ 特定健診
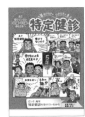
■A4判／
4頁カラー／
リーフレット
本体 **36**円+税

503052
国民健康保険にご加入の皆さまへ
受けましたか？
今年の特定健診[国保版]
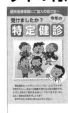
■B6変型判／
6頁カラー／
リーフレット
本体 **35**円+税

503072
国民健康保険組合にご加入の皆さまへ
受けましたか？
今年の特定健診[国保組合版]
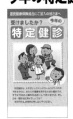
■B6変型判／
6頁カラー／
リーフレット
本体 **35**円+税

●特定保健指導の利用勧奨に

505021
より充実した
特定保健指導を利用して
無理なく賢く健康に！
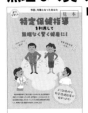
■A4判／
4頁カラー／
リーフレット
第4期用
（令和6年度～）
見本版
本体 **36**円+税

507061
この機会を逃さないで！
あなたは特定保健指導の対象者です
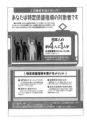
■A4判／
2頁カラー
本体 **22**円+税

503025
受けてみませんか？
特定保健指導
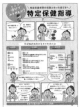
■A4判／
2頁カラー
本体 **22**円+税

505061
今が分岐点！将来の健康のために
特定保健指導を受けましょう
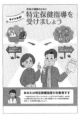
■A4判／
4頁カラー／
リーフレット
本体 **36**円+税

●重症化予防に

507092
健診の異常値を
放置していませんか？

■A4判／
4頁カラー／
リーフレット
■監修 髙谷典秀
（医療法人社団同友会
理事長・公益社団法人
日本人間ドック学会 理事）
本体 **36**円+税

315001
糖尿病・糖尿病腎症
の重症化を防ごう！
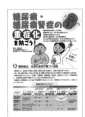
■A4判／
4頁カラー／
リーフレット
■監修 坂根直樹
（国立病院機構京都医療
センター
臨床研究センター
予防医学研究室 室長）
本体 **36**円+税

310001
生活習慣病の重症化を防ごう！
メタボじゃなくても
放っておかないで！
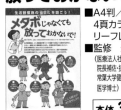
■A4判／
4頁カラー／
リーフレット
■監修 久保 明
（医療法人社団湖聖会銀座医院
院長補佐・抗加齢センター長／
常葉大学健康科学部教授／
医学博士）
本体 **36**円+税

313023
早めに STOP！
生活習慣病の重症化を防ごう
メタボじゃなくても要注意！
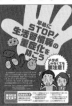
■A4判／
8頁カラー／
リーフレット
■監修 久保 明
（医療法人財団百葉の会 銀座医院
院長補佐／東海大学医学部客員
教授／日本臨床栄養協会
副理事長／医学博士）
本体 **72**円+税

●要治療者への受診勧奨に

508056
今ある生活が失われる前に
医療機関を受診してください
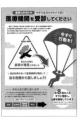
■A4判／
2頁カラー
本体 **22**円+税

314002
必ず医療機関を受診してください！
あなたは糖尿病性腎症
の危険があります
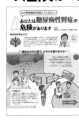
■A4判／
2頁カラー
■監修 岡田浩一
（埼玉医科大学
腎臓内科 教授）
本体 **22**円+税

507096
健診結果が要精査・要治療なら
必ず医療機関の受診を！
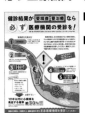
■A4判／
2頁カラー
■監修 髙谷典秀
（医療法人社団同友会
理事長・公益社団法人
日本人間ドック学会 理事）
本体 **22**円+税

502005
放っておくとどうなる？
健診結果「要精検」
「要治療」は必ず病院へ
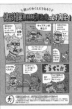
■A4判／
4頁カラー／
リーフレット
本体 **36**円+税

株式会社 社会保険出版社
https://www.shaho-net.co.jp 社会保険出版社 検索
ご注文・お問い合わせ 本社 TEL.03(3291)9841
大阪支局 TEL.06(6245)0806 九州支局 TEL.092(413)7407
●特に記載のないものは税抜き表示、送料は別途となります。
●監修者・著者等の所属・肩書きは、刊行・改訂時のもので記載しております。

10190884(08)